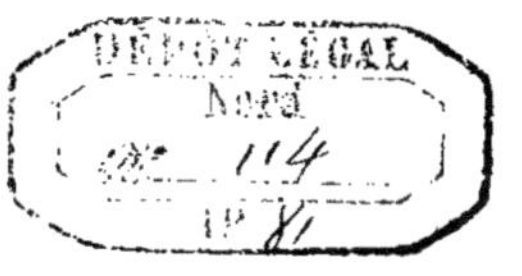

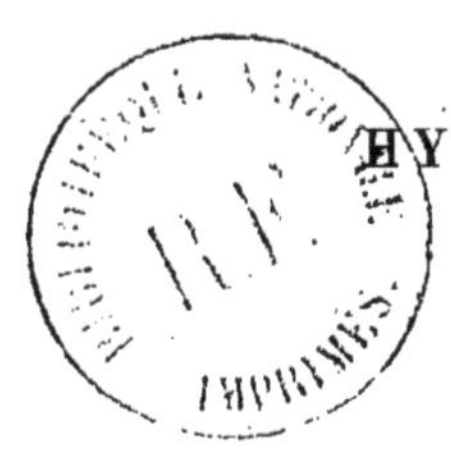

HYGIÈNE DES ENFANTS.

DES CAUSES
DE LA MORTALITÉ DES NOUVEAU-NÉS
ET MOYENS DE LA DIMINUER.

HYGIÈNE DES ENFANTS.

DES CAUSES
DE LA
MORTALITÉ DES NOUVEAU-NÉS
ET
MOYENS DE LA DIMINUER

Par M. T. BECOUR,
Docteur-Médecin,

Ex-Chirurgien volontaire aux ambulances internationales Franco-Belges à Sedan, à Metz, etc.; Chevalier de l'ordre de la Couronne; Membre fondateur de la Société de secours de la Croix-Rouge; Croix de bronze de la Société française de secours aux blessés; Membre de la Commission des logements insalubres; Médecin de l'État-Civil de la ville de Lille.

OUVRAGE COURONNÉ PAR LA SOCIÉTÉ DES SCIENCES DE LILLE.

PARIS,
BERTHIER, BOULEVARD ST-GERMAIN, 104.

1881

DU MÊME :

L'Empirisme, ses causes, ses dangers, et moyens de le combattre. — Ouvrage couronné.

Hygiène infantile. De l'écrémage du lait : moyens d'y remédier soit par l'intervention de la chimie physiologique ou des sociétés de bienfaisance. — Planches et microscopie. — Ouvrage couronné.

Étude bibliographique et clinique des injections intra-utérines pour arrêter les hémorrhagies.

Rapport général sur les travaux de la Commission des logements insalubres de la ville de Lille. — Ouvrage couronné.

Accouchement prématuré artificiel. — Succès. (*in Bulletin médical du Nord.* 1881)

SOUS PRESSE

Desiderata d'hygiène urbaine.

A MONSIEUR

LE Dr HOUZÉ DE L'AULNOIT,

Professeur à la Faculté de Médecine,

Chirurgien des hôpitaux, Membre correspondant de la Société de chirurgie de Paris, Membre de la Société des Sciences et des Arts, de la Société dé Médecine et de la Société industrielle du Nord, Délégué-Régional du Comité central de secours aux blessés, Chevalier de la Légion-d'Honneur, Officier de l'Instruction publique.

Je vous prie, très honoré Maître, d'accepter la dédicace de cette étude basée sur quinze années d'observations et de pratique médicales.

En lisant vos travaux et vos chiffres éloquents, vos échelles de mortalité infantile, vos lumineux tableaux, j'ai regretté pour mon travail, de n'avoir pas connu plus tôt ces éléments qui m'eussent éclairé au point de vue local. J'ai donc simplement esquissé ce qu'un praticien voit, tandis que vos savantes statistiques découlent d'une succession d'études, de recherches patientes et d'observations approfondies. Vous avez édifié un monument dont la conception primordiale, les matériaux, et l'architectonique sont vôtres ; nous pouvons y ciseler quelque volute, fouiller un fronton en respectant toujours l'*Ipse fecit* magistral.

Il me reste, mon cher ancien Professeur, à vous remercier de la bienveillante appréciation, non seulement de mes opuscules, mais du caractère de l'auteur qui ne craint pas de se prévaloir de l'estime de ses maîtres, sachant qu'ils jugent bien ceux qui cherchent à s'élever par l'étude seule.

T. BECOUR.

SOCIÉTÉ DES SCIENCES DE L'AGRICULTURE ET DES ARTS DE LILLE.

CONCOURS DES SCIENCES.

Dr **Houzé de l'Aulnoit**, Rapporteur-Général.

La Commission a pu se convaincre par la lecture du mémoire, portant pour épigraphe : *Vérité! Vérité! Quand l'humanité t'entrevoit, elle ne va pas assez à ta rencontre*, que son auteur faisait son étude favorite des questions économiques et humanitaires. Son but est, tout à la fois, de vulgariser les préceptes préconisés par les savants et de proposer des moyens nouveaux.

On n'y trouve pas les recherches péniblement empruntées à la statistique. Ce n'est pas par des chiffres qu'il espère convaincre. Il fait appel à la raison, à la physiologie, à l'hygiène et surtout aux lois naturelles.

Voici en quelques mots le plan adopté par l'auteur :

Après avoir esquissé l'hygiène générale de la ville de Lille, il insiste sur les maladies endémiques infantiles et mentionne, comme principales causes de mortalité, les affections du cerveau, de la poitrine, du tube digestif et les fièvres éruptives.

Comme allaitement, il reconnaît la nécessité de l'allaitement maternel, mais à son défaut il recommande le lait pur de vache non écrêmé et non additionné d'une quantité plus ou moins considérable d'eau.

Dans un chapitre réservé aux vices généraux des grandes villes, il traite des travaux féminins, de l'illégitimité et de l'ivrognerie.

Comme moyen de diminuer la mortalité, il discute les avantages de la loi de protection du premier âge et propose un règlement de caisse maternelle.

Dans un dernier chapitre, il rapproche, sous le titre : *Statistique générale*, les tableaux de mortalité des pays suivants : France, Autriche, Bavière, Wurtemberg, Angleterre, Russie, Belgique. Italie, Suède, Norwège, Danemarck, Islande, etc.

L'auteur pense qu'on pourrait réduire la mortalité infantile à des limites normales, à 5 % au lieu de 23 que nous offre le coëfficient de la pueri-mortalité de la ville de Lille. A cet effet, il propose les moyens suivants :

La vulgarisation des préceptes d'hygiène, le travail à domicile pour les femmes enceintes ou nourrices, la création d'associations de secours maternels, la fondation d'une ferme-laiterie d'enfants, la protection à la fille-mère et à son enfant, la répression de l'ivrognerie par tous les moyens possibles et l'extension des sociétés protectrices de l'enfance.

Nous recommandons surtout la lecture de certains passages inspirés par la charité la plus vive, ainsi :

1° Des moyens pratiques pour délivrer du bon lait.

2° De la puissance de la charité privée.

3° De la juste sévérité qu'on devrait exercer contre les personnes qui falsifient la nourriture des enfants.

L'homme qui a écrit ce livre doit être un philanthrope

convaineu, disposé à être utile à son semblable, à sacrifier ses plus chers intérêts et à ne compter pour rien ses peines, ses efforts et ses veilles.

Il est de notre devoir de lui tendre la main, et de l'aider dans la tâche laborieuse qu'il s'est imposée.

La Société décerne à M. Bécour, docteur-médecin à Fives, auteur du mémoire, une médaille de vermeil.

Qu'il nous soit permis à nous, qui avons eu trois fois l'insigne honneur d'apprécier, comme rapporteur, les études consciencieuses de notre confrère, de saluer, en M. Bécour, le philanthrope ardent et convaincu, déjà deux fois lauréat de la Société Industrielle aux concours sur l'empirisme et sur les dangers de l'écrêmage du lait, et de rappeler avec quelle abnégation de ses propres intérêts il se rendit à Metz et à Sedan pour y secourir nos nombreux blessés, en 1870.

Avec le poëte, il a le droit de répéter :

« Je n'ai flatté que l'infortune. »

HYGIÈNE DES ENFANTS.

DES CAUSES DE LA MORTALITÉ DES NOUVEAU-NÉS

ET MOYENS DE LA DIMINUER.

> Vérité !... Vérité !...
> quand l'humanité t'entrevoit,
> elle ne va pas assez à ta rencontre.

1° HYGIÈNE GÉNÉRALE.

Selon la classification climatoriale générale de la France, le Nord appartient au climat séquanien. Cette région est celle où les conditions atmosphériques varient le plus. Elle participe, d'un côté à l'Est, au climat vosgien ou continental; à l'Ouest elle présente sur la longue zône cotière le climat des pays insulaires.

La ville de Lille est située au centre de cette ondoyante et instable région.

Notre département, par sa proximité avec la Manche, par son sol peu accidenté, est tributaire des vents humides. Aucune montagne à l'horizon pour arrêter au passage les vapeurs puisées dans la mer et les forcer à laisser tomber le poids de l'humidité; les dunes du littoral ne sont ni assez élevées ni assez boisées pour arrêter la nuée. — C'est en automne et au printemps que, dans notre contrée, les pluies sont les plus abondantes, aux périodes équinoxiales et sur les 365 jours de l'année il y a 169 jours de pluie.

Nous ressentons ainsi les inconvénients d'un pays plat, découvert, par une abondance de brume et de brouillards pluvieux que n'éprouvent pas les pays du centre.

L'action de l'humidité, jointe à celle du vent d'ouest, produisent presqu'à coup sûr des irritations des muqueuses; et si cet air humide et froid agit sur l'ensemble de l'économie d'une façon défavorable pour la santé de tous, à fortiori agira-t-elle sur l'enfance; aussi observons-nous des maladies inflammatoires de l'appareil broncho-pulmonaire, nasal et laryngo-trachéal; affections prédominantes, permanentes, et qui règnent endémiquement dans notre région et attaquent principalement les enfants.

Si les vents étésiens chargés d'électricité nous envoient leurs chaudes haleines, et que la pluie nous arrive, ce sont les affections diphtéritiques qui prédominent.

Il serait intéressant d'étudier la météorologie dans chaque région, au point de vue médico-épidémique; jusqu'à ce jour on n'a pu établir des lois positives. Quelques chercheurs ont récemment découvert et signalé la présence, dans l'air, de l'oxigène électrisé, *ozone*, en plus ou moins grande abondance et coïncidant avec certaines épidémies; mais d'autres observateurs ont contrôlé ces recherches et leurs conclusions vont à l'encontre des premières. Quoi qu'il en soit, il y a là un champ nouveau qui, cultivé, portera des fruits et dévoilera probablement à la longue les trésors cachés en nous faisant connaître le premier principe, la cause initiale d'une épidémie.

Après l'air, les eaux. Le principal cours d'eau de notre ville « la Deûle » est la sentine de la cité; elle roule pesamment et lentement ses eaux noires dans bien des quartiers en se ramifiant sous les maisons par un grand nombre de petits canaux et ruisseaux infimes, bourbeux et infects. Ainsi la Deûle et ses petits tributaires sont vierges de poisson, en revanche ils reçoivent les détritus et les déjections des nombreuses industries : tel bras d'un canal est vert pomme le matin, bleu d'azur à midi et violet le soir; cette eau ne peut servir à aucun usage domestique ni même être employée à la lessive, ni au lavage des habitations.

C'est donc avec un sentiment de réelle satisfaction que les Lillois ont vu s'établir en ville une distribution d'eau de source saine et salubre.

Les forages profonds des grandes usines appelaient depuis longtemps déjà la nappe d'eau souterraine et séchaient les puits servant aux usages domestiques.

Nous avons vu du même coup l'exécution de la couverture de ces canaux à ciel ouvert, poussée avec activité, et, sur les terre-pleins, nous commençons à voir quelques beaux jardins, quelques arbustes qui abritent, sous leurs vertes frondaisons une nuée de jeunes enfants respirant un air plus salubre.

Chaque année, la situation générale s'améliore sous l'influence d'une hygiène mieux comprise ; des voies nouvelles sont percées à travers des quartiers encombrés ; cependant, on n'ose encore porter la pioche du démolisseur partout où besoin serait ; cette timidité tient à une question budgétaire sans doute.

Quand, dans quelques vieux quartiers, on jette un coup d'œil sur certains bâtiments et le long de quelques files de maisons qui bordent des ruelles étroites et surtout certains cours d'eau, on remarque leur aspect morne, sombre et noir. Les vapeurs qui se dégagent de ces cananx et la poussière noire de la fumée des fabriques revêtent les murs jaunis d'une couche tenace et malpropre. Ces habitations, froides et humides de la cave aux étages les plus élevés, ont leur sous-sol qui affleure les canaux, heureux encore quand l'eau n'a point son niveau habituel au-dessus de celui de la cave et quand celle-ci n'est pas habitée. C'est dans ces amas malsains que nous voudrions voir percer de larges trouées, car assainir c'est enrichir la cité, et nous nous rangeons du côté de ceux qui veulent jeter bas un quartier infect plutôt que du côté de ceux qui veulent bâtir à grands frais de somptueux hôpitaux, des palais des beaux-arts et des flèches aux cathédrales.

Nous connaissons le climat du Nord ; l'humidité dominante, les longs jours brumeux, les hivers interminables, le sol marécageux de la ville de Lille, son peu d'altitude au-dessus du niveau de la mer (23 mètres) ; nous savons enfin que nous formons la limite extrême de toute cette vaste lagune bordée par la mer du Nord et dénommée à juste titre les *pays bas*. Ces points essentiels doivent être mis en relief quand on étudie la nosogénie d'une ville et quand on veut signaler toutes les défectuosités urbaines à la vigilance des édiles.

Passons aux habitations. Si la ville de Lille a beaucoup gagné depuis la destruction des caves légendaires et de beaucoup de courettes malsaines, il reste toutefois à formuler bien des desiderata.

L'entreprise privée à laquelle toute latitude est laissée à tort, selon nous, de bâtir comme il lui convient, ne tient aucun compte, dans l'érection de ces vastes caravansérails ouvriers, de l'hygiène, de l'air, de la lumière qui sont les éléments primordiaux indispensables à la salubrité générale.

L'étroitesse de la voie d'accès à certains bâtiments, le peu de hauteur intérieure des logis, la dimension des chambres, la parcimonie des corridors, paliers, escaliers, fenêtres, jours de souffrance et de lumière, tout, jusques aux matériaux du bâtiment, laisse à désirer tant dans les vieux quartiers que dans certains nouvellement édifiés. Pour la spéculation tout est assez bon. La question se résume en ceci : bâtir un lot de maisons dans un endroit le plus restreint possible, ayant le moins d'ouverture et le moins d'espace, afin d'avoir le plus de cases sur cet échiquier où l'on se joue de la vie et de la santé de toute une population ouvrière qui n'a déjà que trop d'occasions de se mal porter.

Les administrateurs soucieux du bien-être de leurs administrés et les législateurs à qui incombe le devoir de garantir ceux qu'on assassine d'une façon chronique, ne pourraient-ils pas édicter des lois et prendre des arrêtés qui modifieraient le droit et la liberté d'élever des habitations si notoirement contraires au maintien de la santé publique? Des plans discutés en commun par des hommes compétents, par une haute commission de l'hygiène du bâtiment, ne devraient-ils pas servir de prototype à l'effet de remédier à un état de choses si préjudiciable.

Toutes les garanties sont exigées quand il s'agit de créer un bâtiment public, somptuaire ou utilitaire : musée, hôtel-de-ville, halle, école, théâtre, temple, église, etc. et l'on ne demande rien de pareil lorsqu'on veut édifier une demeure permanente devant servir à l'immense majorité des habitants.

On n'élève point les générations d'enfants dans ces vastes édifices, c'est dans les maisons qu'on fait de la puériculture. On oublie trop souvent que les petits enfants ont droit à la vie tout autant que les grands ont droit de se réunir au forum, au cirque ou dans le temple. Il ne suffit pas de la parturition seule pour créer un homme, rien n'est accompli quand l'enfant est né, tout reste à faire. Comment pourra-t-il étudier dans les écoles, faire acte civique, gouverner la cité, élever son âme vers la Divinité et créer des chefs-d'œuvres si, au préalable, on ne lui octroie généreusement, larga manu, les moyens d'acquérir le premier entre tous les biens : la santé.

Nos aïeux, les Francs, étaient des hommes qui vivaient au milieu de l'immensité des bois, sous les âcres senteurs qu'ils dégagent, sous la vivifiante brise des mers et des monts; aussi est-ce avec un sentiment d'admiration que nous relisons l'odyssée de leur vaillance et de leurs travaux herculéens. Qu'ils suçassent le lait d'une mère ou d'une louve, qu'ils habitassent sous la feuillée ou dans les cavernes, leurs muscles élastiques et souples, leurs tendons résistants, leur teint coloré dénotant une active circulation, leur œil profond, doux et fier, tout annonçait chez eux une santé que nous ne connaissons plus, tellement l'excès de la civilisation a atrophié nos organes, débilité nos fibres et amolli notre corps. Est-ce à dire que nous voulions revenir à ces pratiques primitives? Loin de nous pareille idée.

Nous voudrions simplement qu'on conciliât l'hygiène de ces mœurs antiques avec les raffinements de nos jours, raffinements, hélas! qui mesurent l'air au mètre cube, la lumière en la réfléchissant sur d'immenses murailles et le soleil en lui défendant l'entrée pour cause d'économie publique!

Valons-nous encore les Gaulois? Saurions-nous combattre avec l'armure pesante, la masse d'armes et le bouclier?

« Où le soleil n'entre pas, le médecin entre souvent. » Ceci devrait être inscrit au fronton de nos demeures.

L'habitat est aussi important que le vêtement et combien s'en soucient même parmi ceux directement intéressés à rechercher la santé avant tout.

Les gens superficiels, mus par le désir d'en imposer aux esprits vulgaires, choisissent, pour se parer, quelque étoffe chatoyante, des oripaux et panaches et ne se soucient que médiocrement de l'habitation qui est un premier vêtement autrement utile.

Que valent les monuments d'une ville, s'il faut les payer de mille morts de plus par lustre.

Nous convenons que nécessité fait loi, et tel qui ne peut choisir un lieu, une habitation, une chambre salubres, fait forcément élection domiciliaire dans un antre privé d'air où lentement il meurt. C'est précisément contre ceux qui exploitent cette situation que nous nous élevons.

Quoi de plus pénible, de plus répugnant à voir qu'une nombreuse famille confinée en un espace restreint. Dans un même logis de 20 mètres cubes, on est étonné, au milieu de l'entassement d'un mobilier sans nom, de hardes informes ou de literies suspectes, de voir respirer six personnes. Toute cette scène est éclairée par une seule ouverture, et la lumière du soleil n'a pu jamais en aucune saison lécher les murailles et égayer le logis. L'air y est chargé de miasmes humains, de buée et de vapeur malsaines que dégagent les vêtements, les paillasses ; toute l'atmosphère y est calcinée, concentrée et surchauffée par le poêle qui, hiver comme été, sert à confectionner la mangeaille.

Ce ne sont pas des tableaux faits à plaisir; nous décrivons toujours « de visu » et nous pouvons affirmer que ces chambres sont nombreuses dans toutes les rues de la ville et répétées à de nombreux exemplaires dans chaque maison ouvrière, non seulement dans les quartiers de devant à tous les étages, mais encore dans les quartiers de derrière dont la situation est plus triste si c'est possible. Les cours de ces maisons ressemblent à un vaste gouffre ; le fond sert de réceptacle à la fosse d'aisance et à la pompe, les parties latérales sont tapissées de langes d'enfants, de paillasses humides et de vêtements de travail suspendus là pour sécher. Le plafond de ce gouffre laisse apercevoir un carré bleu lointain, ou bien quelque nuage gris qui laisse tristement tomber la pluie sur ce sol jamais ensoleillé.

Que deviennent les nouveau-nés au milieu de ces agglomérats ? Ils ne peuvent que s'étioler faute d'air et de lumière et, pour peu que la moindre maladie s'abatte sur eux, il est certain qu'ils succomberont au milieu de ces éléments morbides.

Qu'une épidémie, la plus meurtrière ou la plus bénigne éclate dans un milieu aussi favorable pour elle, on la verra s'étendre de chambre en chambre, de maison en maison, dans la rue entière; elle gagnera tout le quartier où elle décimera tous ceux qui ont à se reprocher l'inobservation des lois de l'hygiène que l'on n'enfreint pas impunément.

Ah ! l'on a beau explorer les airs et les eaux, fouiller le microcosme, accuser la monade, les bacteries, les vibrions et autres microzymes ; on cherche la petite bête épidémogène bien loin quand elle est si près.

C'est presque toujours l'humanité elle-même qu'il faut

accuser quand des calamités viennent l'assaillir. Excèderait-on les lois en forçant les particuliers à bâtir selon les lois de l'hygiène, afin d'accorder à tous l'air et le soleil ; ce ne sont pas seulement ceux qui habitent les locaux restreints qui profiteraient de la réforme, mais la cité entière y trouverait un bénéfice sous le rapport sanitaire.

Pour étayer ce que nous disions précédemment en ce qui concerne le cubage et l'aération des locaux habités par de nombreuses familles, nous avons vu les autorités anglaises, dans les grandes villes, exiger 700 pieds cubes d'air pour 2 personnes. A Liverpool, défense a été faite d'admettre dans une chambre de 840 pieds cubes plus de 4 personnes. Or, nous connaissons à Lille des milliers de chambres, où plus de 4 personnes logent et demeurent constamment, dont le cubage est inférieur à la moyenne physiologique nécessaire et stricte.

Il est peu de gens qui savent qu'il faut 10,000 litres d'air pur par tête et par vingt-quatre heures. Cette masse d'air ne peut être indéfiniment respirée ; l'air est l'aliment du sang aussi bien que l'aliment proprement dit, et celui qui respire un air vicié maigrit et pâlit. Les enfants sont naturellement plus susceptibles que les grands et ressentent aussi les effets de l'air confiné : les douleurs de tête, les vertiges, les convulsions et la méningite finale sont les conséquences d'un trop long séjour dans ces chambres malsaines. L'encombrement, c'est-à-dire la présence d'un trop grand nombre d'individus sur un espace restreint, produit sûrement le typhus.

Ce n'est pas à proprement parler le défaut d'air respirable qui est cause de maladie, mais la présence dans cet air d'une trop grande quantité de matières organiques de nature animale. On a pour preuve les armées en campagne qui, tout en étant au grand air, contractent la maladie.

Or, quoi de plus encombré que certains quartiers et certaines maisons, où, du rez-de-chaussée, voire du sous-sol jusques aux combles, grouillent de nombreuses familles Si les adultes sont pris de typhus, que deviennent les petits ?

L'infection ouvre la scène dans une maison et fait quelques victimes ; la contagion vient ensuite prélever sa part, elle est la grande justicière et va du bas au sommet de l'échelle sociale.

Est-il rationnel de prendre des mesures quand l'épidémie est à son apogée, alors que rien ne peut l'arrêter, ni la désinfection, ni l'abandon des lieux, ni leur incinération. Le génie épidémique est insaisissable, à l'épreuve des éléments, même du feu ; un exemple fera mieux ressortir ce que nous avançons.

Plusieurs centaines de bœufs, venant de l'Allemagne septentrionale, devant servir à l'approvisionnement des armées prussiennes, étaient de passage et parqués à Donchéry-Sédan dans les prairies le long de la Meuse, ils avaient contracté le typhus. On dut les abattre et les enfouir tous ; or, sur le lieu d'enfouissement, les allemands avaient circonscrit le champ d'un immense cordon de feu de bois goudronné et odoriférant. Cette pratique radicale dont nous fûmes émoin n'empêcha nullement le typhus de s'étendre à toute la région et à de très grandes distances Le Nord s'en souvient et il est probable que la filiation n'a jamais été dévoilée.

Nous n'avons nulle confiance dans les moyens que proposent toutes les administrations, les académies, les conseils d'hygiène, à l'effet de combattre sur place un fléau. Ce sont des moyens préventifs qu'il faut instituer, répandre, propager, populariser. Les palliatifs sont toujours utiles, mais presque toujours impuissants

Une cause de mortalité des nouveau-nés, jointe à toutes celles que nous énumérons est manifeste ici, c'est l'habitation malsaine ; ce n'est pas quand l'incubation est faite, qu'il faut aérer, ventiler, interdire le logis : il est trop tard. C'est auparavant, c'est quand on rencontre cette cause d'insalubrité qu'il faut prononcer l'interdiction.

Ce qui se fait en Angleterre est praticable en France, quoique les moyens radicaux, les seuls bons en pareil cas, répugnent quelque peu à l'esprit de notre pays. Cependant, les demi-mesures, la tolérance coûtent parfois bien cher.

En France, chaque canton est pourvu d'un Conseil d'hygiène et quelques grandes villes ont institué une Commission d'assainissement des logements insalubres; à celle-ci incombe la mission de visiter en détail les habitations. A Lille, ce comité fonctionne depuis plusieurs années et rend sous ce rapport des services incontestables. Afin qu'on ne nous taxe pas de pessimisme, nous citerons un fragment du rapport de 1865 :

« Un fait général n'a cessé de frapper l'attention du » Comité, c'est l'exiguité des pièces destinées au logement » des ouvriers. Cette condition peut passer inaperçue » quand il s'agit de demeures occupées par une seule » famille et dont les appartements ne servent bien souvent » que de résidence temporaire. Il n'en est plus de même si » chacune de ces pièces est destinée au logement de toute » une famille. Lorsque, dans un espace souvent fort limité, » 6 ou 8 individus se trouvent constamment réunis, l'at- » mosphère est viciée dans la journée par les miasmes » provenant des travaux du ménage, du blanchissage et » de bien d'autres causes, la nuit par la respiration d'un » nombre de sujets hors de proportion avec l'espace res- » treint; un pareil lieu ne tarde pas à devenir un véritable » foyer d'infection capable de produire sur les habitants » les effets les plus délétères.

» Une chambre offrant une capacité à peine suffisante » pour la résidence de nuit de 2 à 3 personnes, se trouve » bien souvent occupée le jour et la nuit par une famille » de 6 à 8 individus et parfois même davantage.

» Là se produisent bientôt toutes les conditions si dan-

» gereuses de l'encombrement auxquelles s'adjoignent
» presque toujours celles de la malpropreté.

« La Commission a le devoir de dire qu'elle a constaté
» sous ce rapport les faits les plus regrettables et que
» leur multiplicité dépasse toute croyance. »

Le rapporteur (1) ajoute encore : « La Commission a
» rencontré à chacune de ces visites, des logements dont
» l'espace ne laissait à chaque individu que six, quatre,
» trois et même **deux** mètres cubes d'air. »

Nous sommes loin de la prescription de Liverpool qui veut 350 pieds cubes par personne.

En 1865, la Commission interdisait 360 caves, faisait démolir 35 maisons, prononçait 20 interdictions et déclarait inhabitables 153 logements, nous ne parlerons pas des prescriptions d'assainissement, curages, réparations, etc.

Dix ans après, la situation de la ville s'est notablement améliorée en raison de l'action incessante de la Commission. En 1877, nous ne trouvons plus que 3 caves et 2 maisons interdites ainsi que suppression de 10 logements ; et au lieu de 708 affaires enregistrées en 1865, il n'en existe que 485 en 1875. Ce chiffre tend de nouveau à s'élever ; en 1877, il est de 570 affaires. Ceux qui profitent le plus des mesures hygiéniques prescrites, ce sont les nouveau-nés en raison de leur résistance moins grande contre les influences septicémiques résultat de la malpropreté, de la misère et des locaux défectueux.

C'est donc avec un sentiment de satisfaction que l'on voit dans les académies et sociétés savantes s'agiter la question de protection du premier âge, pour essayer d'enrayer la mortalité et de diminuer les causes de maladies.

Il n'entre point dans notre plan de passer en revue tout ce qui touche à l'hygiène urbaine, nous ne faisons que

(1) Dr Joire, professeur de Thérapeutique à la Faculté de Médecine.

signaler ce qui intéresse le plus directement le jeune âge et nous attirons l'attention sur ce qui reste à faire non point seulement par l'édilité, par l'administration, mais par tous ceux qui, individuellement, sont intéressés à leur conservation et à celle de leur famille. Les édits et arrêts sont lettres mortes quand chacun n'agit pas en vertu du bien général.

2° MALADIES ENDÉMIQUES INFANTILES.

Les maladies qui atteignent le plus souvent les enfants dans la ville de Lille et qui sont cause directe de la grande mortalité qui les frappe, peuvent être divisées en quatre groupes principaux.

En première ligne, nous parlerons : 1° des affections encéphaliques ; 2° des maladies de poitrine ; 3° des fièvres éruptives, et enfin nous nous étendrons sur celles qui ont leur lieu d'élection dans l'abdomen, ce sont les plus communes, aussi nous insisterons davantage sur ces dernières. L'on comprendra facilement que nous ne fassions point ici une description de ces diverses maladies, nous nous bornerons simplement à mettre en évidence les fautes que le public commet contre l'hygiène et qui sont causes prédisposantes et déterminantes de maladies.

Si les endémies sont la conséquence des altérations de l'air, des eaux, tiennent à la nature du sol, de l'habitat, etc., elles tirent aussi leur origine dans la façon d'alimenter, dans les coutumes, dans nombre de détails qu'il est utile de faire connaître, afin de les combattre plus efficacement.

Maladies du cerveau.

Les maladies du cerveau sont assez communes dans la ville et règnent parfois à l'état épidémique ; tous les ans, ce groupe de maladies de la tête enlève nombre d'enfants.

La cause de la mort est ici bien nettement tranchée et il suffit d'avoir vu une méningite pour la reconnaître ; mais il n'en est plus de même de la cause de la maladie qui, dans bien des cas, est assez difficile à déterminer. On attribue généralement la maladie du cerveau et de ses enveloppes aux répercussions d'exanthêmes, en d'autres termes aux éruptions ou aux suppurations disparues ou taries brusquement, aux ophtalmies, aux engorgements ganglionnaires, aux otorrhées, aux eczémas et autres affections de la peau, etc. Dans le peuple il règne une foule de préjugés sur les *dartres qu'on ne doit pas traiter* selon l'avis de beaucoup de savants de contrebande ; ces manifestations extérieures d'un vice du sang ou diathèse sont religieusement conservées pendant de longs mois, et il est fort commun de rencontrer de par les rues des enfants qui ont la face et le cuir chevelu recouverts de croûtes ; la malpropreté, le défaut de soins entretiennent ces suppurations dégoutantes. Il importe, dès le début, de faire traiter convenablement ces lésions sans avoir recours bien entendu à la graisse ou à la pommade que le premier charlatan venu vous offrira ; nous ne nions pas la vertu de ces petits pots dont la plupart ont pour base un précipité mercuriel qui peut faire disparaître spontanément ces croûtes, mais l'absence d'un traitement général, souvent indiqué, peut occasionner des désordres intérieurs toujours graves.

La dentition est une époque critique pour l'enfant. C'est surtout à cette période que la méningite se montre. L'évolution dentaire amène vers la tête un afflux sanguin qui prédispose aux inflammations, aux congestions, aux convulsions.

Ce phénomène normal physiologique s'accompagne parfois d'accidents foudroyants ; la vigilance des parents doit être constamment en éveil, et ceux-ci doivent surtout éviter de se livrer à des pratiques réprouvées par la médecine, l'hygiène et le bon sens. Si, dans la majorité des cas, les dents percent sans qu'on s'en aperçoive, sinon que par l'indocilité, l'insomnie et la salivation, il y a aussi beaucoup d'enfants qui sont atteints de vomissements avant-coureurs de convulsions et d'éclampsies mortelles. Ce n'est pas le moment de *brûler le bonnet de l'enfant* convulsé ni de lui mettre des *colliers* et des *amulettes*, cette pratique, du plus niais empirique, n'a pas plus de valeur que tous les sirops de dentition qui ont la prétention de faire pousser les dents. C'est surtout à l'occasion de la dentition que le charlatanisme et les superstitions s'ingénient à tendre aux mères affolées des piéges naïfs et à présenter leurs grossières amorces.

Les personnes qui croient le mieux soigner leur enfant sont souvent celles qui, par excès en tout genre, pèchent contre les lois de l'hygiène.

Ainsi font toutes celles qui droguent les petits nouveau-nés à tort et à travers, qui les étouffent sous la laine et les plumes, qui leur marchandent l'air et la lumière, et qui les bourrent de soupe ou leur livrent le sein au moindre cri, à toute heure du jour et de la nuit. Doit-on s'étonner si la tête se congestionne si l'estomac devient rebelle, et si l'indigestion survient, celle-ci est souvent la première étape vers une maladie des centres cérébraux.

La présence de vers, quand l'enfant est alimenté prématurément, l'insolation, un écart de régime, l'ingestion d'un lait pris au sein d'une nourrice qui s'est enivrée, peuvent également produire des convulsions et la maladie cérébrale; un sevrage prématuré, l'éloignement brusque de la mère, la jalousie causée par la présence d'un deuxième nourrisson, les excitations trop vives : autant de causes à éviter.

Malheureusement, dans l'étiologie des affections du cerveau, il y a bien des inconnues à dégager. La méningite vient trop souvent sans cause bien appréciable. Une forme de maladie cérébrale constamment mortelle est celle qui est léguée par les ascendants tuberculeux.

Nous voulons aussi attirer l'attention sur quelques autres pratiques nuisibles qui peuvent donner lieu à de fâcheux accidents nerveux.

Le bercement violent et continu provoque au sommeil, cela est incontestable; si l'enfant ainsi bercé, a l'estomac plein et est serré dans son maillot, il vomira comme vomissent tous ceux qui ne sont point habitués au roulis d'un navire.

Le vertige les saisit à la façon de ceux qui sont lancés sur une escarpolette ou qui tournent sur eux-mêmes comme les derviches; de l'étourdissement à la convulsion, il n'y a pas de degré sensible, et jusqu'à la lésion cérébrale, moins encore.

Le système nerveux et cérébral chez l'enfant est déjà développé et plus formé que les os et les muscles. On doit donc prendre garde de ne stimuler en aucune façon cet appareil si délicat et si éminemment sensible. Les impressions qui ébranlent vivement son organisation sont vite répercutées au cerveau. La tête l'emporte eu égard au reste du corps. La perpétuelle mobilité corporelle, la grande impressionnabilité sensorielle exigent des ménagements extrêmes ; on ne doit donc exciter l'enfant ni par des caresses intempestives, ni par des mouvements brusques, ni par des balancements vertigineux, car le cerveau en reçoit le contre-coup fâcheux.

Beaucoup d'enfants régurgitent le lait pris trop gloutonnement; ce phénomène inquiète parfois les parents, qui prennent ces vomissements pour les symptômes précurseurs d'une méningite. Aussi voit-on beaucoup de mères de la ville de Lille et des environs se rendre dans un commune voisine, auprès d'un individu qui, par sa position particulière, devrait mieux comprendre la mission dévolue au médecin et la sienne propre. Ce n'est point avec ces moyens byzantins, des disques en plomb et des verroteries dont les sauvages africains seraient friands que l'on guérit la moindre maladie. Quand on peut éclairer les gens faibles d'esprit, on ne doit point les voler ni les faire rétrograder. Qu'il mette sur le fronton de son logis : « *Vulgus vult decipi* » et qu'il réponde, in petto « *decipiatur*, » afin d'extorquer aux niais une forte somme annuellement ; les honnêtes gens le jugeront à sa valeur. S'il a confiance lui-même dans les pratiques que la morale et la raison réprouvent, il est justiciable alors des aliénistes qui qualifieront sa vésanie et le traiteront par la potion de Todd, afin de ne pas interrompre brusquement des habitudes conduisant fatalement au ramollissement cérebral. Nous lui prédisons cette chute.

Nous ne pensons pas, malgré tout ce que l'on pourra tenter contre lui, qu'il s'arrête dans l'exploitation du sentiment maternel, la mine est inépuisable malheureusement, car l'éducation et l'instruction féminines laissent trop à désirer, et il serait prématuré sinon dangereux de détromper celles qui journellement ont recours au mystique guérisseur et à son acolyte muet (1).

En vérité, l'on reste stupéfait devant l'ineptie et l'ignorance d'en bas aussi bien que devant l'exagération et le défaut de raisonnement d'en haut ; si l'on tolère ces défauts chez les premiers, on ne les comprend pas chez les derniers. Chacun, du reste, élève ses enfants selon ses idées personnelles, routinières, irréfléchies et non pas selon les lois les plus rationnelles de l'hygiène que tout le monde ignore tout en prétendant les connaître. Le médecin n'est pas assez le directeur de la santé, il n'est le plus souvent que le contemplateur d'une maladie devenue incurable par la faute des malades ou de leur entourage.

(1) Cet acolyte est muet par la raison simple que voici : il est mort depuis plusieurs centaines d'ans ; quant au guérisseur soi-disant, il gagne plusieurs milliers de francs par an. Ce n'est pas un médecin, dévoiler son nom et sa profession serait lui créer trop de notoriété, il n'en a que trop acquis parmi les pauvres d'esprit.

Maladies de poitrine

L'enfant nouveau-né, dès l'instant de la naissance, est exposé au refroidissement.

La première indisposition qui l'atteint est le coryza, quand une personne étrangère à l'art obstétrical a été préposée à sa garde. Cette légère maladie, qui n'a que peu de gravité par elle-même peut avoir des suites fâcheuses en raison de la difficulté qu'éprouve l'enfant à prendre le sein, en outre, ce coryza peut être l'avant-coureur d'une bronchite, d'une pleuro-pneumonie, presque toujours mortelles.

Une autre cause de refroidissement plus commune est le transport à l'église. L'administration a sagement fait en instituant la vérification des naissances, mais le bienfait de cette création est annihilé par l'obligation du transport au baptême et par une habitude des parents d'emmener encore l'enfant à l'église pour les relevailles.

Le contraste entre la chambre chauffée et le séjour à l'église est trop brusque. il suffit d'un écart de 5 degrés pour refroidir un enfant qui a peu de chaleur vitale au début; en hiver, l'écart est parfois de 15 degrés; or, le poumon du nouveau-né ne supporte pas impunément ce changement d'atmosphère.

Nous signalons aussi la mauvaise habitude qu'ont beaucoup d'hommes de fumer dans la chambre du nouveau-né; la fumée de tabac dans une salle chauffée et peu spacieuse fait tousser même les grandes personnes et les incommode. Si les parents sont étonnés parfois des cris de l'enfant, que rien ne semble justifier, ni la traditionnelle épingle, ni la colique, ni l'indigestion, ni la faim, c'est qu'ils ignorent que la fumée âcre du tabac peut produire des indispositions graves. l'irritation des bronches et les convulsions, voire même l'empoisonnement, puisque le tabac est un poison narcotico-âcre.

C'est dans les huit premiers jours de la naissance

que les enfants meurent le plus, d'après la statistique; on doit donc éviter toutes les influences nocives, même celles qui sembleraient au premier abord futiles. Un médecin vigilant ne doit rien omettre, et quand il commande, il doit être obéi; s'il ne donne pas toujours la raison de ses ordonnances, c'est qu'il ne peut faire une leçon théorique au lit de chacun; s'il avait le temps de la faire, il ne serait peut-être pas toujours compris. Bien des personnes exagèrent certains préceptes hygiéniques : pour éviter un courant d'air, elles évitent de renouveler l'atmosphère lourde de l'appartement, elles font ainsi respirer nombre de fois l'air vicié d'une chambre close et surchauffée en hiver. L'acide carbonique mêlé aux miasmes humains et aux odeurs des literies et des déjections infantiles, opèrent par leur amalgame une influence désastreuse sur les jeunes enfants atteints d'affections pulmonaires et autres.

Les parents n'ont pas l'habitude d'accoutumer les enfants aux alternatives du froid et du chaud en les amenant graduellement à supporter l'air extérieur. On en voit qui sans autres précautions sortent d'une chambre tiède, vont à l'air frais et couchent l'enfant dans une petite voiture. Cette nouvelle mode de se promener ne vaut pas l'ancienne, nous le disons bien haut ; si la petite voiture est commode pour la mère, elle n'est pas bonne pour l'enfant; quelque bien enveloppé qu'il soit, la déperdition de chaleur est encore trop grande dans les premiers mois de la naissance; pour notre part, nous préférons le *porter à bras*. Entre le nouveau-né et la mère, il se fait un échange de calorique au profit de l'enfant. C'est une espèce de couvée salutaire et préservatrice, et nous ne pouvons qu'engager toutes les mères à continuer l'antique usage, le fruit n'est pas tellement détaché de l'arbre qu'il faille l'abandonner à tous les hasards d'une innovation défectueuse.

Nous préconisons la petite voiture quand l'enfant est

plus âgé, quand il a atteint sa première année, et la proscrivons chez les nouveau-nés, parce qu'elle occasionne trop souvent des fluxions pulmonaires et autres maladies de poitrine.

Dans ce groupe d'affections, nous rencontrons beaucoup de cas graves et qui font mourir bien des enfants. Ce sont le plus souvent les parents peu soigneux ou ignorants qui sont la cause directe de la mort de ces pauvres petits, lesquels ne peuvent réclamer l'assistance de celui qu'on va chercher trop tardivement.

Dans le cas qui nous occupe, le charlatanisme a beau jeu en raison de la multiplicité de ces maladies; aussi l'exploitation est fructueuse. Pour un enfant qui tousse, on ne va pas au médecin tout d'abord; le vieux refrain : ce ne sera rien, c'est un rhume, est toujours de mode. Le premier venu fabrique un sirop qui est l'ultima ratio de ce traitement insensé.

Combien d'enfants le rhume a-t-il tués! la statistique ne le dit pas, ce serait impossible, vu le nombre. Le petit sirop qui va *détacher les biles* n'est pas un poison, loin de là, il n'est rien, mais il amuse le public, fait perdre un temps précieux.

La bronchite est-elle simple ou capillaire, la pneumonie est-elle lobulaire ou lobaire, la pleurésie est-elle sèche ou avec épanchement, vétilles que tout cela! C'est un rhume, puisque l'enfant tousse, et il tousse jusqu'à la mort! Le petit sirop ignore absolument si la toux est bronchique, vermineuse, croupale, etc .... Le petit sirop ne connaît ni la percussion ni l'auscultation; pardon il connaît le tintement métallique, mais ce bruit n'a rien de commun avec la caverne pulmonaire ; c'est dans la caverne de ce brigand de petit sirop qu'il retentit! Gagner de l'argent par ce moyen, belle morale en vérité et digne d'âmes vénales qui ne sauraient s'élever dans les sereines régions où la science et l'étude suffisent à l'ambition d'esprits supérieurs.

La promenade, quand le temps est propice, est très favorable aux enfants à dater de l'âge d'un mois, l'air donne la force, le sommeil et l'appétit. Un sûr moyen d'éviter les rhumes. c'est d'habituer les enfants à la sortie journalière. Par leur accroissement rapide, par la vitesse de la circulation, par la moiteur générale de la peau ou la perspiration cutanée, les petits sont exposés facilement à contracter des maladies inflammatoires; il faut donc les endurcir avec ménagement en établissant une balance entre cette perspiration et la respiration pulmonaire. On évitera aussi de trop les choyer, en craignant trop, en les confinant constamment dans un appartement clos, la source des rhumes est là; le contraste entre la température intérieure et celle du dehors est tellement marqué que, lorsqu'on sort de cette atmosphère condensée, le bien-être que l'enfant éprouve ne compense pas toujours l'irritation que l'air vif occasionne.

Une dernière observation. Les parents, je parle toujours de ceux de la classe ouvrière, ont encore la mauvaise habitude de rentrer trop tardivement chez eux quand ils vont en promenade. Après le coucher du soleil, on éprouve quelque peine à voir des mères traînant leur petite voiture le soir dans les rues et entrant dans les cabarets avec leur mari et leur enfant.

La chaleur âcre dans ces endroits enfumés, suivie d'une bouffée d'air froid et humide à la sortie, suffisent pour donner lieu à une fluxion de poitrine. Il en est de même quand les enfants sont assis dehors dans leur chaise haute ou bien quand les petits sont confiés aux aînés qui jouent sur le seuil des portes, devant un couloir où le courant est trop vif.

Fièvres éruptives.

Dans ce groupe, la scarlatine est la maladie qui offre la marche la plus insidieuse et la plus dangereuse; avec elle on ne sait jamais où l'on va. Il est donc de toute nécessité d'appeler un médecin à la période prodromique, quand le mal de tête, le frisson, que la convulsion remplace chez l'enfant, ouvrent la scène.

L'épidémie la plus bénigne tue encore bon nombre d'enfants malgré les soins les plus méthodiques et les plus rationnels.

Ces maladies règnent dans notre ville d'une façon permanente; ce sont des endo-épidémies qui attaquent un quartier au printemps, par exemple, et reparaissent à l'automne dans un quartier opposé.

Le principe virulent est inconnu dans son essence; on a constaté qu'il agit puissamment, surtout vers la période de desquammation, ce qui ferait supposer que ce sont les particules insaisissables, les efflorescences cutanées qui voltigent dans l'atmosphère qui contribuent à propager ces diverses maladies de la peau; par ce temps de vibrions et d'atomes crochus, on ne peut rien affirmer et il serait téméraire de nier.

Un médecin viennois, Hildenbrandt, raconte ceci : « Un habit noir que je portais en visite chez une malade » atteinte de scarlatine, fut mis de côté. Je ne le remis » qu'un an après et l'avais transporté de Vienne jusqu'en » Podolie. J'y contractai la scarlatine et je la communiquai » dans la province où elle était peu connue. »

Thomasen prit la scarlatine au sortir d'un bain de rivière.

Ces générations spontanées d'une maladie sont encore une des questions les plus ardues de la philosophie médicale; nous les citons pour démontrer seulement que le premier principe de toute chose nous échappe toujours.

Dans bien des familles on fait ce raisonnement. Mon enfant a des rougeurs, ce n'est rien. « Je vais lui donner de la tisane et le tenir chaudement » dit la maman et tout est dit.

S'il y a un Dieu pour les ivrognes, à coup sûr il y en a un pour les petits enfants malades que leur mère n'a pu parvenir à étouffer de chaleur et noyer dans la tisane. Quand on entre dans la chambre d'un enfant atteint de scarlatine ou de toute autre affection de la peau, on recule, tellement l'air est chaud, on s'inquiète peu de la température extérieure et des saisons; de temps immémorial les gens ont entendu dire qu'il fallait éviter le froid, ils l'évitent en tombant dans l'excès contraire, qui est au moins tout aussi nuisible.

Qu'un médecin vienne alors proposer des ablutions fraîches, il sera mal reçu, et, si on daigne l'écouter, si l'on suit timidement et de loin la prescription et que la mort survienne, on imputera le désastre au traitement. Chez les neuf dixièmes des personnes, le médecin n'est point appelé au début des fièvres éruptives, ni même à la 2e période; ce n'est souvent qu'à la fin, alors que les remèdes de toutes les commères des environs ont été mis en usage. L'enfant est à moitié mort, les complications sont survenues, la fièvre a tout dévasté, un organe important est lésé, et l'on voudrait qu'alors l'homme de l'art portât un pronostic favorable et traitât une ruine.

La scarlatine, comme la plupart des maladies, n'est mortelle que par ses complications : l'albuminurie, l'angine, la gangrène, etc., sont les plus dangereuses et les plus communes; qui le prévoira, qui enrayera tout cela si ce n'est le médecin? il est le gardien vigilant et il intervient au moment psychologique. A l'encontre des empiriques, il juge l'opportunité d'un traitement, soit lotions, soit boissons fraîches et défend les exagérations du calorique par la raison simple que la maladie rouge est l'une des plus brûlantes, c'est-à-dire où la température s'élève à des degrés que n'atteignent pas les autres; il est donc rationnel de chercher à abaisser cette ligne thermique. Les malades ont l'instinct de boire frais; il est nécessaire d'obtempérer à ce désir : le froid absorbe le chaud, c'est élémentaire; les tisanes délayantes, adoucissantes, ne délayent, ni n'adoucissent rien du tout.

S'il n'y a aucun spécifique contre le miasme, il y en a contre la fièvre dévorante et contre la cause productive de la chaleur.

On prétend, et bien des médecins croient encore que la belladone préserve de la scarlatine, nous avons vu bien des épidémies de ce genre, nous avons tenté, comme tout le monde, ce préventif, mais nous n'y croyons plus. La belladone, administrée aux enfants si jeunes, offre des dangers; faut-il aller jusqu'à production de la roséole? Il serait téméraire, pensons-nous, de saturer l'économie délicate d'un enfant de ce médicament narcotique et relâchant; à ce compte, le copahu produit des éruptions similaires, et il n'est pas jusqu'ici de médecin qui l'ait ordonné contre les mêmes éruptions, on y arrivera peut-être.

L'idée de l'emploi de la belladone, quoique venant d'un excellent et honnête praticien « Hufeland. » a germé primitivement dans la nuageuse cervelle de Hahnemann, et, comme tout ce qui nous vient de l'homœpathie est sujet à caution et ne doit être accepté que sous bénéfice d'inventaire, il vaut mieux s'abstenir.

En somme, l'hygiène bien observée est encore le seul et vrai moyen préventif; puis, quand on doit lutter contre la maladie, c'est encore l'hygiène qui est le souverain remède, tout médecin observateur sait cela.

Il faut avoir vu beaucoup de petits malades, atteints de ces affections éruptives, pour comprendre le bien-être qu'ils ressentent après la première visite médicale; quand le médecin a fait aérer et ventiler l'appartement, rafraîchir la boisson de ceux qui n'ont pas le sein, enlever l'édredon à la mordicante chaleur et lotionner le petit corps avec quelque peu d'eau tiède.

On comprend, par ce qui précède, qu'une bonne direction manque dans la majorité des cas, ce qui explique la mortalité dans les quartiers populeux, envahis par la maladie.

Ces observations sont applicables à toutes les maladies éruptives qui sont d'autant plus meurtrières qu'elles éclatent dans ces immenses agglomérations ouvrières où sont entassés un trop grand nombre d'individus.

La rougeole, tout en étant aussi meurtrière que la scarlatine, règne plus particulièrement dans la ville de Lille; elle y a acquis depuis longtemps droit de cité; il est impossible désormais de la faire déloger. Pendant ces trois dernières années, elle a tué, avant l'âge d'un an, 196 enfants, en revanche, la scarlatine nous a épargnés: nous pouvons donc nous attendre très prochainement à son apparition.

Les complications de la rougeole sont aussi redoutables que celles de la scarlatine, il suffit de nomm r la broncho-pneumonie, l'entero-colite, la gangrène, etc.

A Londres, six enfants sur cent petits malades meurent de cette maladie et de ses suites, parce qu'à Londres, comme dans toutes les grandes villes, on se contente, pour tout traitement, de prononcer ces mots : « C'est la rougeur, ce n'est rien.

Il est peu d'enfants qui ne soient tributaires de c s exanthèmes; toutefois, ceux nourris au biberon sont plus facilement atteints que les enfants à la mamelle.

La cause du mal est inconnue; c'est la nature qui élabore ces principes mauvais dans son laboratoire secret, et qui dispose les corps à recevoir l'influence nocive.

Le fluide virulent, si l'on peut s'exprimer ainsi, semble être plus actif, plus meurtrier quand l'épidémie est à la période d'état et la mortalité diminue par gradation à la période de déclin, c'est-à-dire qu'au commencement et à la fin de son règne, sur dix enfants frappés du contagium, il en mourra un par exemple, tandis que vers le milieu, il en mourra deux.

Il ne s'agit donc pas de suivre aveuglément les errements antiques et les traitements officieux qui rendent la situation des malades intolérable et la médecine impuissante.

Les angines, les convulsions, l'hémorrhagie, la phtisie même sont là, prêtes à fondre sur les victimes, si les complications citées plus haut les ont négligées. Le système nerveux, si impressionnable des enfants, quand il est trop surexcité par la chaleur ou par toute autre cause donne lieu à des exacerbations de fièvre, au délire, aux convulsions, et le mal, léger d'abord, se termine fatalement.

Dans la pratique civile journalière en ville, les médecins éprouvent toujours une certaine résistance quand ils préconisent le traitement hydrothérapique. (Si nous insistons sur ce moyen, c'est simplement afin de montrer au public qu'il faut, dans tous les cas, laisser toute latitude au médecin quand il institue un traitement que le vulgaire ne peut apprécier.) L'on peut remarquer la stupéfaction des parents à la moindre lotion exécutée avec de l'eau mitigée,

On a beau dire qu'en Angleterre, en Ecosse, en Italie, en Allemagne, en Autriche, c'est la monnaie courante du traitement, la répugnance est difficile à vaincre.

Dans les îles australiennes, à Java, les enfants meurent tous, à moins qu'on ne les traite à l'eau froide.

Nous connaissons un auteur célèbre qui, depuis 45 ans, emploie ce système contre ces affections et avec beaucoup de succès.

Si, depuis longtemps, on a négligé cette méthode, c'est qu'il y a eu des imprudences commises de la part des parents qui croyaient pouvoir l'appliquer eux-mêmes, sans règle ni direction. Bref, dans la ville, les préjugés, la routine, les conseils empiriques tuent beaucoup d'enfants.

Quand un enfant meurt de ce qu'on appelle à Lille *les poquettes*, neuf fois sur dix on peut accuser les parents de négligence, d'impéritie, leur enfant n'était pas vacciné.

L'on reste abasourdi devant certains raisonnements de têtes mal équilibrées, qui accablent le vaccin de tous les méfaits qui surviennent dans le cours subséquent de leur existence. Les uns l'accusent de produire la fièvre typhoïde à 20 ans de distance, d'autres de vicier le sang, d'autres prétendent qu'il introduit sous la peau le caractère acariâtre du vaccinifère, etc., etc. Signaler ces absurdités suffit pour en faire justice.

A chaque période vaccinale, le médecin est en butte aux tracasseries de quelques femmes qui ont toutes la prétention d'avoir un vaccin de leur choix, bien entendu, l'opérateur décline cette *haute* compétence au risque de faire des mécontents, ce qui arrive journellement.

Sur un chiffre personnel de plus de 4,000 vaccinations, nous n'avons observé qu'une seule fois un érysipèle phlegmoneux du bras, et il s'est terminé favorablement.

Quant à la syphilis, c'est un épouvantail dont on tient compte dans une certaine mesure. Cependant, malgré quelques cas rares, on peut objecter que les enfants infectés vivent rarement au-delà de quelques mois, et si par hasard il s'en présente, on les élimine à la contre-visite sous un prétexte quelconque, et tout est dit, à moins que la *sage-femme* ne sache pas diagnostiquer la syphilis-infantile, voilà le seul écueil.

Donc toutes ces objections n'ont aucun fondement sérieux.

Le public a sous la main et à sa portée un préventif, le seul efficace, contre une terrible maladie épidémique contagieuse, qui défigure et fait mourir une quantité énorme d'enfants et qui gagne de proche en proche, atteignant tout sur son passage; c'est non-seulement faire acte de coupable imprévoyance, mais encore l'on commet un homicide en ne soumettant pas son enfant à cette opération.

L'espèce humaine est singulière, la variole est la seule maladie que la médecine peut empêcher de faire des ravages, et au lieu d'assaillir la demeure des vaccinateurs, il a fallu et il faut encore contraindre les gens en défendant aux non vaccinés l'entrée de la crèche, de l'asile, de l'école et de l'atelier, en refusant tout secours aux indigents, en vaccinant gratuitement. Ce n'est pas tout : les médecins consacrent leur temps limité et utile, ils abandonnent leur prime en faveur de ceux qui daignent laisser vacciner leurs enfants, heureux encore quand ils ne doivent pas solliciter à domicile les parents négligents, et quand ceux-ci laissent prendre le vaccin qu'on leur a gratuitement inoculé.

En 1876 et en 1877, 180 enfants sont morts de variole avant l'âge d'un an, dans la ville de Lille. S'ils avaient été vaccinés, ils vivraient encore.

En parcourant le bulletin du comité et les registres des vaccinateurs, on s'aperçoit que la majorité des enfants n'est vaccinée qu'après la première année d'âge ; dans ces conditions, si l'épidémie nous visite, elle trouve un terrain favorable en frappant à mort tous les petits et en blessant encore beaucoup de grands.

3° ALLAITEMENT.

Avant de commencer la description des affections du tube digestif, il nous paraît nécessaire de dire quelque mots sur les indications et contre-indications de l'allaitement maternel et sur le biberon, puis nous reprendrons la série des causes qui font mourir les nouveau-nés.

Nous passerons ainsi en revue l'entero-colite, la diarrhée, le rachitisme, la scrofule, la tuberculisation et la faiblesse de constitution. Afin d'éviter des redites quant aux moyens à employer pour diminuer ou combattre cette pléïade de causes léthifères, nous continuerons, comme précédemment, à indiquer ces moyens au fur et à mesure que nous décrirons les causes, directes ou éloignées, efficientes ou prédisposantes de la maladie et de la mortalité infantiles.

Allaitement artificiel,

L'allaitement artificiel est une des causes les plus certaines et les plus directes de l'énorme mortalité des enfants dans la ville de Lille. Il consiste à livrer la nourriture au nouveau-né, par tout autre moyen que celui des mamelles de la femme. On n'a recours à cette forme d'alimentation qu'autant qu'il existe des *empêchements sérieux* à l'allaitement naturel par la mère et quand il y a impossibilité de donner à l'enfant une nourrice.

Du côté de l'enfant, ces empêchements sont :

1° Les vices de conformation de la bouche, de la voûte et du voile du palais qui entravent la succion ;

2° La naissance prématurée, mais dans les cas seulement où l'enfant n'a point la force de saisir et sucer le mamelon ;

3° Lorsqu'il est atteint de manifestations syphilitiques des muqueuses nasale et buccale ;

4° Après un accouchement laborieux, lorsque l'enfant a reçu des contusions gr. ves à la suite d'applications irrégulières du forceps, quand la face est tuméfiée par une présentation vicieuse. Toutefois, ces contre-indications de la lactation directe subissent des exceptions ; en ce qui concerne les vices de conformation, nous voyons des becs de lièvre simples permettre la succion quand la mère multipare a le mamelon développé et possède une grande patience jointe à quelque habileté. Quant aux enfants nés avant terme, il en est qui aspirent le lait de la mère lorsqu'on a pris la pré: aution d'opérer au préalable la succion du mamelon, afin de le faire saillir et de favoriser l'écoulement du lait. Certaines mères très dévouées ont la constance de comprimer leur sein et font ainsi couler le lait dans la bouche du petit, sans que celui-ci ait à faire le moindre mouvement de succion.

Au plus froid de l'hiver, nous avons vu des enfants nés à sept mois, couchés dans un lit de ouate chauffée avec des bouteilles en grès remplies d'eau tiède ; ils n'avaient pas la force de faire mouvoir l'appareil musculaire qui concourt à la succion et à la respiration ; nous avons vu, disons-nous, des mères penchées à toute heure du jour au-dessus du berceau, leur sein effleurant la bouche du petit avorton, faisant couler par la pression le lait dans la bouche et le sauver ainsi d'une mort certaine.

La syphilis n'est point un empêchement absolu si c'est la mère (ce qui est la règle) qui a contaminé son enfant; elle le nourrira tout en suivant un traitement pour elle et son enfant ; elle délivrera, ainsi inconsciemment par la voie du lait, la médication instituée.

Une nourrice est ici défendue.

Les contusions du forceps guérissent en peu de jours, ainsi que la tuméfaction des lèvres ; en attendant la guérison, il suffit d'entretenir le lait de la mère pendant le temps nécessaire à la résolution des ecchymoses, en faisant succionner les seins par une bouche étrangère.

Nous appuyons sur ces détails afin de montrer aux mères que nous nous attachons surtout à l'allaitement naturel et que tout médecin le préconise en première ligne.

Du côté de la femme, il existe aussi des empêchements à l'allaitement.

Autrefois, on en signalait un plus grand nombre, mais depuis la croisade entreprise en faveur de l'alimentation normale du nouveau-né, on a réduit considérablement les prohibitions.

En première ligne viennent :

1° Les vices de conformation des mamelles, soit par absence du mamelon, atrophie glandulaire, etc.;

2° Les affections diathésiques : cancer, tubercules, chloro-anémie prononcée ;

3° Les nevroses : folie, épilepsie, délire furieux ;

4° Phlegmons profonds des glandes mammaires ;

5° Diabête mammaire ou galactorhée, agalactie ;

6° Opérations chirurgicales graves ;

7° Certaines maladies aiguës, fièvres graves, pernicieuses, typhoïdes, etc.

En somme, quand l'allaitement maternel ne peut produire aucun bénéfice pour l'enfant, l'on est forcé de recourir à l'allaitement artificiel, à moins qu'on ne puisse avoir recours à la nourrice.

Comme dans la majorité des cas, c'est la classe ouvrière et pauvre qui est la plus féconde et aussi la plus nombreuse, nous devons donc lui indiquer un autre remède que la nourrice qu'elle ne peut payer; ce remède c'est l'inévitable et trop populaire biberon.

Nous ne sommes pas un admirateur du biberon, mais, à la vérité, le mode de délivrance du lait, artificiellement, nous importe peu; quand le liquide est bon, tout est là.

Il existe une grande variété de biberons; il serait oiseux d'en signaler un de préférence, le meilleur est celui qui délivre le lait le plus lentement possible, imitant en cela la nature qui a percé dans le mamelon des ouvertures capillaires, tamisant l'aliment; il doit, en outre, conserver un certain temps la température uniforme. Nous rejetons impitoyablement tout engin que l'enfant vide en un instant et qui lui remplit l'estomac trop vite. La digestion d'un flacon de lait, mal approprié et gloutonnement ingéré dans l'estomac si délicat du nouveau-né, est entravée, les glandes de l'appareil buccal et stomacal n'ont pas le temps de fonctionner à l'effet d'aider efficacement à l'imprégnation, à l'insalivation et à la chymification du lait étranger.

Les biberons métalliques doivent être proscrits; les métaux s'oxydent à la longue, et, si l'on met presque toujours sur le compte d'une indigestion ou du lait lui-même, les coliques, l'on ne sait pas toujours non plus si ce ne sont point les lactates de plomb ou de zinc qui ont provoqué des tranchées ou des vomissements.

Tout médecin qui autorise le biberon, ne manque pas de signaler ces défectuosités et préconise ceux qui sont confectionnés en verre épais avec des embouchures en bois garnies de liége et avec des tuyaux et tétines en gutta-percha pur de couleur brune; le caoutchouc blanc, renfermant une poussière sulfureuse nuisible qui ne disparaît qu'à la longue, doit être rejeté.

On choisit, en outre, le biberon qui laisse arriver l'air tout en empêchant le lait de s'épancher dans le berceau.

Tous les biberons exigent un entretien minutieux, faute de quoi ils sentent mauvais; les tuyaux s'encrassent de matières rances, caséeuses, qui provoquent en peu de jours une odeur insupportable de fromage gâté.

On doit les nettoyer à l'eau chaude, passer dans l'intérieur des conduits un dégorgeoir, les rincer, vérifier le fonctionnement; en somme, ces opérations, répétées constamment et obligatoires, deviennent fastidieuses pour la mère et surtout pour la garde, et, à la longue, elles en perdent l'habitude. L'enfant crie, elles sont pressées, le travail les attend, la clientèle est impatiente, la manufacture ou la fabrique exige de la ponctualité, il faut que la femme veille aux apprêts de ses repas, de celui du mari, etc., mille retards qui font oublier, négliger tous ces soins de propreté.

Combien ne voit-on pas de biberons infects et d'enfants croupissant dans leurs langes chez les gardiennes qui remplissent sans aucun soin la tâche pour laquelle elles se font payer et qui, au lieu de veiller aux besoins de l'enfant, le laissent crier seul des heures entières.

Depuis dix-sept années, nous avons eu l'occasion de nous livrer à la pratique des accouchements dans des centres populeux, nous avons pu étudier les divers modes d'alimentation à la ville et à la campagne, et nous en sommes arrivés à cette conclusion qui pourra surprendre bien des gens, mais que les médecins qui pénètrent jusqu'au fond des choses comprendront : La petite cuillère pour délivrer le lait à l'enfant vaut mieux que le biberon.

Nous avons vu les soins excessifs qu'exige le bon entretien du biberon, il a d'autres inconvénients encore; il provoque la négligence des gardiennes qui laissent séjourner une journée entière les petits dans leur berceau, au moindre cri, et qui remplissent au hasard le biberon d'un peu d'eau d'orge pour les calmer sans les lever.

Bien des pneumonies hypostatiques n'ont pas d'autre cause chez les nouveau-nés, chétifs, refroidis dans leur maillot humide. CRUVEILHIER dit « qu'il meurt autant d'enfants nouveau-nés que d'adultes par les poumons. » VALLEIX, sur quinze nécropsies, a constaté que, dans la » majorité des cas, la partie postérieure et inférieure des » poumons était envahie. »

Quand l'observateur veut être édifié sur le diagnostic, où va-t-il chercher le rale crépitant? En bas et en arrière.

TROUSSEAU dit « qu'on ne sait où les enfants contractent des inflammations du poumon. »

Il est évident que dans bien des cas la cause primordiale échappe, mais si on ne la trouve ni dans le froid de l'appartement, ni dans la trop grande chaleur sèche, ni dans un courant d'air, ni dans la sortie intempestive, au baptême, en visite, au cabaret, etc., il faut bien admettre que le décubitus dorsal prolongé peut l'occasionner.

On force la gardienne à changer cette attitude en lui ordonnant l'alimentation à la cuillère : il faut, dans ce cas, que la femme sorte l'enfant du berceau, qu'elle le prenne sur les genoux, qu'elle le démaillotte, le lave, le baigne, le chauffe, qu'elle circule enfin avec le petit.

On empêche, par ce moyen détourné, qu'il ne soit atteint d'intertrigo des fesses et d'ulcères au talon, résultant d'une humidité prolongée et de frottements répétés; puis la garde délivrera l'aliment à petites doses, elle constatera mieux le degré de température qu'elle conservera uniforme sur le bord du fourneau, et l'enfant, bien prédisposé, avalera posément, lentement le lait sans se remplir l'estomac de gaz, dont les regurgitations donnent lieu à des vomissements. D'un autre côté, ce maniement forcé de l'enfant éveillera quelque peu le sentiment maternel chez la moins sensible gardienne, et si c'est la mère elle-même, elle caressera son enfant, jouira de son sourire, calmera mieux ses larmes, sera plus mère enfin.

Quand une femme ne nourrit point son enfant au sein, ni au biberon, et que pour certaines causes peu avouables elle s'en débarrasse en l'expédiant au loin, c'est un enfant perdu; aucune protection ne le sauvera puisque la mère elle-même ne tient ni à l'élever ni à le sauver.

Les meneuses et les gardiennes le savent si bien que, dans leur brutale franchise, il leur arrive de dire au médecin, qu'elles appellent par acquit de conscience et trop tard: « Ce petit là ne vivra pas, sa mère me l'a dit »; ce terrible sous-entendu est une invitation à un infanticide déguisé.

Nous avons connu une placeuse d'enfants qui avait cette spécialité, elle était signalée pour la façon expéditive dont elle débarrassait celles qui avaient un petit gêneur.

Intermédiaire entre une grande ville et un village où elle allait rendre visite à ses petits *protégés*, sa première parole en entrant chez la garde était toujours celle-ci: Tiens! ce petit là vit encore, il a la vie dure! » Etait-elle chargée de constater si l'enfant vivait et venait bien, ou bien s'il durait trop, nous l'ignorons; toujours est-il qu'à la fin le parquet s'émût de quatre ou cinq placements successifs, dont les produits avaient grossi l'angélique cohorte.

La pourvoyeuse *céleste* fut arrêtée sur la plainte d'un maire qui trouvait cette mortalité, insolite, chez la même gardienne qui avait dit aux alentours: « Après les visites de la placeuse, les enfants se portent plus mal. » A l'autopsie, car on exhuma les cinq petits, on ne trouva rien.

La placeuse, d'après les on-dit, faisait *nourrir* les enfants avec trois-quarts d'eau de son et un quart de lait! La meneuse fut relaxée, et le public, qui ne comprend pas bien que la justice arrête une.... femme suspecte, ordonne l'exhumation et renvoie l'inculpée, fit courir le bruit que cette matrone en savait trop et qu'on ne voulait pas remuer ce tas d'immondices !

Nous pensons que le public se trompe.

La justice ne se laisse influencer par aucune considération de position ; elle arrête, *quand elle le peut*, la matrone-pourvoyeuse et surtout le criminel de la pire espèce l'*avorteur* ; et ce n'est point à la justice proprement dite qu'il faut s'en prendre si quelques-uns échappent au bagne ; un avocat de talent peut blanchir un sépulcre, le hasard, un juré sentimental, une minorité légale renvoient l'avorteur au milieu de ses clientes, qui raffolent d'une personnalité d'autant plus *précieuse* qu'elle est plus *rare* ! !

Toutes les filles-mères ne sont pas aussi dénuées de sens moral que celles qui placent leur enfant en sentinelle perdue. On voit même rarement de ces exemples de marâtres parmi la classe essentiellement ouvrière. Le plus grand nombre de ces filles prend soin de l'enfant, et quelques-unes, qui n'ont aucun parent ou qui sont orphelines ne l'envoient au dehors qu'à la dernière extrémité. Certaines filles-mères prélèvent sur leur gain la plus grande partie de la somme pour subvenir à l'entretien du petit et lui assurer les meilleures conditions possibles.

Voyez-les, quand elles ont un jour de liberté, c'est pour courir vers leur enfant qu'elles dévorent de caresses, qu'elles mouillent de larmes, heureuses, malgré leur chagrin, si elles constatent que le pauvre enfant a fortifié.

Quant aux femmes mariées, peu aisées qui, par nécessité, placent leur enfant au dehors pour les faire élever au biberon, il faut qu'elles sachent bien à quoi elles l'exposent chez une nourrice sèche ; si elles y trouvent certains avantages pour elles, il y a d'énormes désavantages pour l'enfant éloigné du domicile conjugal.

Les gardes en prennent à leur aise, pour tout ce qui concerne les petits soins d'hygiène, de propreté, et, surtout ceux plus importants, de l'alimentation. Ces mercenaires vont-elles, pour un salaire souvent modique, s'attacher à l'étranger, l'aimer? c'est douteux. Or, s'il n'y a pas un peu de sensibilité d'âme qui prédomine la question mercantile, l'enfant sera en danger.

Il n'y a pas une nourrice qui vaille la mère; et puis, ne voit-on pas journellement les mères souffrir, être jalouses en quelque sorte des soins qu'une autre donne à leur enfant, c'est encore là une source de déboires pour celles qui ne gardent point leurs enfants au domicile maternel.

L'enfant ne connaît point la nostalgie, dit-on, en raison du sommeil de l'intelligence, cependant il y a des exemples d'enfants morts de chagrin quand le moment de la séparation est arrivé. Le petit est susceptible d'attachement, il peut aimer mieux par la suite sa nourrice et repousser sa vraie mère.

Que l'on pèse bien toutes ces choses et que l'on réfléchisse avant de se résoudre à exiler un enfant. Peut-on compter d'une façon absolue sur les mille petits soins aussi ingénieux que charmants que la mère trouve instinctivement pour éviter la plus légére souffrance à sa progéniture?

La nuit surtout l'enfant peut pâtir chez l'étrangère, qui, fatiguée par ses cris, lui administrera des remèdes ou flacons soporifiques; cette habitude que toutes les gardes ont contractée, est funeste et mène inévitablement à la constipation, à l'anorexie, au marasme, à la mort! — Certaines nourrices, quand l'enfant a atteint six mois, délivrent de la bouillie pour *se ménager leurs forces*, en donnant moins souvent le sein. On voit de suite où conduit cette alimentation mixte prématurée.

Nous aurons l'occasion d'en reparler; signalons seulement la singulière habitude qu'elles ont de goûter chaque cuillère de potage. Nous ne pensons pas, à l'encontre de certains auteurs, que cette insalivation soit excellente; les oiseaux il est vrai vident leur jabot dans le bec de leurs petits, mais ni les merles, ni les serins n'ont la syphilis.

Quand la mère a jugé en dernier ressort et avec l'autorisation médicale que l'enfant ne peut être nourri par elle, que la séparation est inéluctable, il faut de toute nécessité qu'elle s'informe des habitudes d'ordre du mari aussi bien que de la femme gardienne, et si quelque vice capital prédomine, elle ne doit point laisser son enfant sous une sauvegarde douteuse.

On fera bien de consulter le médecin de l'endroit qui connaît l'état sanitaire de la famille ; il sera, en outre, le protecteur naturel du petit.

L'inspection non médicale n'offrira jamais aucune garantie ; inspecter veut dire voir, examiner : or, pour bien voir, il faut savoir.

Nécessité de l'allaitement maternel.

La question de l'allaitement est renfermée toute entière dans le lait à délivrer ; c'est ce côté que nous envisagerons en insistant, par quelques développements, sur les dangers de l'allaitement artificiel, sur la nécessité de faire nourrir les enfants par leur mère, sur les difficultés que l'on éprouve dans la ville à se procurer du lait pur. Nous ferons le tableau de qui existe, de ce qui a été tenté pour arrêter la falsification lactée, puis nous nous efforcerons de démontrer que les plus grands vices de l'économie humaine, les diathèses les plus sûrement mortelles ont leur germe dans les *ingesta*. Nous prouverons encore que dans la ville de Lille, les maladies du tube digestif, occasionnées par de détestables pratiques, font mourir la plupart des nouveau-nés que les autres maladies infantiles, déjà décrites, ont pu épargner. Nous n'avons nulle prétention d'apprendre rien de nouveau aux praticiens ; nous nous adressons aux mères ; nous nous attachons donc moins à convaincre l'esprit qu'à persuader le cœur.

Quand on consulte les tables de mortalité du premier âge, ce qui frappe de prime abord c'est la prédominance des maladies intestinales qui enlèvent le plus grand nombre d'enfants.

Ces maladies engendrent chez les survivants une pléïade de maux consécutifs contre lesquels le médecin lutte depuis des siècles, avec peu de succès; il suffit de nommer les tubercules, le rachitis, la scrofule, pour comprendre qu'arrivé à ce degré, le sujet a passé par bien des intermédiaires de misères et de privations. Le muguet, les vomissements, l'autophagie, l'émaciation et les ulcères de la misère physiologique sont l'accompagnement obligé de cette *entero colite;* car c'est par l'altération des fonctions du canal digestif que commence la série des maladies occasionnées par l'ingestion d'une nourriture impropre.

Depuis quelques années, une réaction salutaire s'opère dans toutes les classes de la société en faveur de l'alimentation normale, directe, naturelle du nouveau-né par sa mère. Ce sont les médecins qui ont jeté le cri d'alarme depuis bien longtemps déjà, mais le public, toujours récalcitrant quand il s'agit de son propre bien, a fermé l'oreille aux appels réitérés du corps médical. Il a fallu la démonstration d'une rigoureuse statistique, la création de sociétés protectrices de l'enfance, la pression individuelle incessante et courageuse des médecins, l'initiative de quelques hommes de bien réunis en comité et poursuivant un but utile, pour faire comprendre à tous la nécessité de réformer radicalement les abus, de remédier au mal, de punir les gardeuses, d'enrayer la tromperie et de rappeler au devoir ceux qui s'en écartent en vendant du lait mauvais. La vindicte publique flétrirait à jamais, en punissant d'une peine afflictive, celui qui empoisonnerait les eaux potables; or, que font journellement ceux qui, pour gagner une misérable somme, altèrent la seule nourriture d'un grand nombre d'enfants, lesquels, si la mort les épargne, porteront toute leur vie les affreux stigmates d'une constitution débile, souffreteuse et malingre. Les falsificateurs sont-ils moins coupables que les empoisonneurs, et, devant ces maux dont les générations suivantes subiront encore le contre-coup, devant ces crimes de lèse-humanité, quelle est la peine infligée? une amende insignifiante!

Les raffinés qui prétendent devancer la civilisation ont trouvé bon que certaines élégantes, dont la beauté se pèse au poids de la chair, n'allaitent point le fruit tombé à regret sans doute, et intempestivement dans leur intérieur; ils insinuent que les seins plantureux octroyés par la nature, doivent servir uniquement, comme objet de luxe, à la contemplation de vulgaires curieux.

Aussi ces mondaines marâtres s'évertuent à détourner de sa destination finale le produit des organes dont le dernier des animaux se sert pour nourrir avec joie, orgueil, amour, jusqu'à l'épuisement, à la mort, les petits qu'il a engendrés.

Lorsque quelques-unes de ces mères paient de la vie parfois, et souvent de longues souffrances, leur coquetterie déplacée, nous n'avons pas assez de sensibilité d'âme pour les plaindre; car nous gardons nos intimes sensations pour ces mères travailleuses et misérables qui, pendant douze heures de la journée, s'exténuent au travail, d'où, à de rares instants, elles s'échappent pour présenter leur sein amaigri à leur enfant, pendant qu'elles ingurgitent avidement une nourriture précaire.

Bonnes et courageuses femmes! nous vous estimons, nous vous admirons et sommes journellement témoins émus de vos veilles, de vos peines, de vos luttes. Vos jours sans joies, vos nuits sans sommeil, vos inquiétudes sans trêve, vos labeurs sans plaintes, vos larmes intarissables; vos prières muettes, trouveront, n'en doutez pas, leur récompense quelque jour, lorsqu'une génération saine et robuste sortie de vos entrailles, vous dira : merci! et qu'elle vous témoignera à la face de tous que vous avez rempli un devoir social, patriotique, en élevant ainsi toute une famille, et le témoignage sera entendu!

Une femme, à quelque rang qu'elle appartienne, doit

nourrir son enfant. Cette règle n'admet que très peu d'exceptions. La nature ne fait rien, ne crée rien sans motifs, et si les glandes mammaires, dès les premiers temps de la conception, ressentent par sympathie organique la présence d'un être nouveau, c'est la préparation à une nouvelle fonction qui s'élabore; les rouages au repos essaient dès ce moment leur force afin d'être en pleine activité au temps désigné.

Les mères qui méconnaissent et enfreignent la loi naturelle se préparent des déboires et des chagrins divers. Quelles apprennent que l'allaitement est le corollaire obligé de la parturition ; il est la preuve ultime, indéniable de cet amour maternel qu'elles ressentent aux premiers mouvements d'un embryon; amour qui n'arrive à son plein épanouissement qu'en face des pleurs de leur fruit vivant.

Celles qui, par leur position sociale, peuvent se procurer toutes choses que l'argent rémunère et qui croient être quittes envers elles-mêmes, envers la société, envers la morale, quand elles ont acheté le lait d'une mercenaire, se trompent.

Combien de nos jours n'en voit-on pas qui ne méritent point le nom de mère, afficher par genre, dans leur équipage, une nourrice exotique, en costume singulier, et dont le santé et l'embonpoint ne peuvent lutter avec les leurs. Elles ne s'intéressent nullement, pour la plupart, à l'enfant abondonné à toutes les chances de mort, et que la nourrice a laissé chez elle, à charge de grands parents ou d'étrangers, voire même aux hasards de la charité publique.

Quand on est témoin des subterfuges et des excuses que l'on allègue afin d'éviter le premier des devoirs, l'on se demande en vérité pourquoi ces femmes ont mérité d'être mères, puisqu'elles répudient si légèrement une charge aussi douce et aussi sacrée.

Par contre, l'on comprend certaines mères pauvres abandonnant l'allaitement pour alléger le lourd fardeau de la misère et confiant à leur vieille mère le nouveau-né, afin de contribuer, par le prix du travail, à grossir quelque peu la journée insuffisante du mari. Ah! vous tous qui vous apitoyez sur de lointaines et problématiques misères, qui protégez les petits animaux, qui subventionnez l'hippiatrie, nous vous plaignons, nous déplorons votre aveuglement, si vous ne voyez point les misères que vous coudoyez et si vous semblez ignorer que tant de petits français fournissent un si lourd contingent à la fosse commune.

L'aliment complet.

Le nouveau-né, dès qu'il a respiré, est jeté brusquement d'une vie dépendante à une existence autonome, mais la nature prévoyante a gradué les étapes qu'il doit parcourir avant d'être complètement indépendant. Le lait qu'il trouve au bout de quelques heures dans le sein maternel n'est point encore arrivé à cette précieuse qualité qu'il n'acquerra qu'au bout de quelques jours. Cette prolactation est éminemment propre à favoriser l'évacuation des matières excrémentitielles accumulées dans l'intestin du fœtus; elle suffit, en outre, à la nourriture de l'enfant dont l'économie n'est point habituée à recevoir un liquide subtantiel et, les caractères chimiques, physiques et microscopiques du *colostrum* diffèrent du lait formé. Ce *premier lait* est séreux, visqueux, peu riche en globules, et présente, au microscope, des agglomérats caractéristiques.

Le nouveau-né reçoit donc de sa mère, dès la première journée, une alimentation appropriée à ses forces et à ses organes. Au fur et à mesure que l'on avance, ce lait gagne en qualité et en quantité jusqu'à ce qu'il s'établisse une balance entre le gain et la perte, c'est-à-dire entre les besoins réels de l'enfant et la sécrétion glandulaire des mamelles; cette sécrétion paraît subordonnée à ces besoins.

La persistance du colostrum, si elle a lieu, devient

nuisible à l'enfant ; aussi, dans la majorité des cas, on le voit diminuer peu à peu, en d'autres termes, ce premier lait perd ses caractères primitifs : les agglomérats se dissocient, disparaissent, les globules du lait deviennent abondants, distincts, homéomorphes, et une goutte de lait sur le plateau du microscope présente un champ serré de petits disques brillants, transparents, nageant dans un liquide opalin.

La lactation est définitivement établie si nulle affection générale ou locale ne vient l'entraver ou la modifier.

L'enfant s'assimile cet aliment nutritif par excellence et le digère facilement ; la mère, de son côté, accoutumée, subit une espèce d'entraînement qui lui fait supporter sans fatigue cette nouvelle déperdition et continue à livrer à son enfant, sous une autre forme, le sang qu'inconsciemment elle fournissait au fœtus pendant la période intra-utérine.

Le nouveau-né devient graduellement moins sensible, par la réparation constante de la perte de calorique, et réagit mieux contre les agents extérieurs ; les fonctions s'équilibrent, les transformations de la matière *protéique* que contient l'*aliment complet* (le lait), s'opèrent ; la nutrition combine et décompose cette matière ; l'absorption et la sécrétion deviennent régulières, évidentes ; et, pour peu qu'on veuille prendre la peine de constater journellement le fonctionnement normal de ce curieux organisme, en pesant l'enfant, l'on voit qu'il acquiert 18 à 25 grammes chaque jour.

Le terme, aliment complet, dont nous nous servons à dessein, à l'effet de mieux faire ressortir plus loin celui qui est incomplet, sert à désigner en physiologie normale les substances qui renferment tout à la fois des principes azotés et des matériaux non azotés, autrement dit des substances qui contiennent ce dont le corps humain lui-même est formé.

Le lait est un type d'aliment de ce genre. Il est amplement prouvé que le meilleur lait pour le nouveau-né est celui de la mère ; à défaut de lait maternel on a recours à une mère nourrice. En somme, la meilleure nourriture est celle du *congénère* humain pour l'enfant, c'est l'aliment naturel ; si le congénère est impossible, on se sert de lait *hétérogénère* : c'est alors l'aliment artificiel.

A Lille, on emploie généralement pour l'alimentation, des laits de vache et de chèvre : dans la ville, c'est le lait de vache qui est le plus souvent falsifié. Nous ne nous occuperons que de celui-là.

Valeur des trois laits.

	Femme.	Vache	Chèvre.
MATIÈRES AZOTÉES.			
Caseine	3.9	3.6	9.0
MATIÈRES NON AZOTÉES.			
Beurre	2.6	3.5	4.5
PRINCIPES DE 2e CLASSE.			
Eau	88.6	87.4	82.0
Lactose	4.9	5.0	4.5
	100	100	100

Cette esquisse synthétique suffit pour établir des points de comparaison entre le lait normal et le lait adultéré par addition de matières étrangères ou par soustraction de quelques-uns de ses principes essentiels.

Nous admettons que le lait de femme est avant tout le plus propre à la nourriture de l'enfant, et si l'on veut élever celui-ci avec du lait étranger, il faut réduire les succédanés à ce principe ; en d'autres termes, chercher à rapprocher, autant que possible, le lait animal du lait humain. Le lait de chèvre contient plus de matières protéiques (matières azotées et hydrocarbonées réunies) que celui de la femme et de la vache, on ne peut inférer de là que le premier (chèvre), le plus riche, soit le plus convenable, ni que le deuxième (femme), moins gras, soit inférieur. Le lait trop riche comme le lait trop pauvre a des inconvénients, mais il est facile de corriger l'un, il est difficile de remplacer l'autre.

Nous savons que le lait de vache est celui qui est préféré dans notre ville et l'on en fait la nourriture presqu'exclusive des nouveau-nés privés du sein.

On se procure facilement ce lait de vache et il est de consommation journalière, les bêtes lactogénères ne manquent pas, ni les pâturages, dont nous sommes favorisés. Malheureusement ce lait si accessible à tous, si abondant, est l'objet d'un vaste trafic, il passe par plusieurs mains avant d'arriver à l'enfant et à chaque étape il subit les traitements les plus nuisibles et les plus singuliers.

Une vache bien acclimatée, jeune, ayant vêlé depuis un mois, nourrie en pâture l'été, ayant de l'eau abondamment pour boire et se baigner, tenue proprement à l'étable l'hiver dans de bonnes conditions hygiéniques, exempte surtout de pommelière (phthisie) ou autres affections infectieuses, donnera un lait approprié aux besoins de tout enfant privé du lait maternel.

La divergence entre ce lait et celui de la femme n'est pas trop tranchée, cependant il est admis que l'on mélangera, pendant les trois premiers mois, un peu d'eau à ce lait de vache servant de premier et unique aliment.

Nous ajoutons quelques recommandations incidentes. On ne fera pas bouillir le lait, un lait bouilli est un lait mort, il vaut mieux y ajouter de l'eau bouillie et légèrement salée, on réchauffe le tout en posant le récipient dans un vase d'eau chaude. Il est préférable de délivrer le lait par petites quantités en séparant les repas à des heures déterminées. On évite ainsi le dégoût et l'indigestion Les décoctés végétaux d'orge, etc., sont inutiles; plus tard on y mêlera le thé de bœuf.

L'allaitement ainsi établi dispense de toute autre nourriture solide.

Le lait d'une chèvre que l'on nourrit soi-même avec des

aliments appropriés possède la même valeur, et, pour le rendre équivalent au lait de vache, en le rapprochant du lait de femme, on aura soin de faire boire beaucoup l'animal.

Si la mère ou la femme qui nourrit a le lait et la constitution pauvres, on pourra, sans hésitation, ajouter à l'allaitement au sein ce lait de vache ou de chèvre; ce mélange s'appelle *alimentation mixte*, il est sans inconvénient lorsqu'on a un produit sûr et toujours identique.

Quant au mode de donner le lait, nous avons dit que nous préférions la cuillère pour plusieurs raisons : d'abord, la femme est dans l'obligation d'asseoir l'enfant sur ses genoux et au préalable elle le nettoie, puis ce changement de position est favorable à l'enfant, souvent trop longtemps couché en décubitus dorsal, en outre l'influence de la chaleur (espèce de couvée) maternelle n'est pas à dédaigner, ensuite le petit avale plus lentement.

Toutes ces précautions prises, on s'aperçoit vite de l'assimilation et de la parfaite innocuité du lait étranger.

Le muguet, les vomituritions, de petites coliques, des selles mal liées, un peu de diarrhée ou par contre une légère constipation indiquent qu'il y a lieu de modifier la quantité ou la qualité.

Ces divers symptômes sont ceux qu'on observe dans la première quinzaine de l'allaitement artificiel; mais quand le lait possède toutes les qualités requises, quand le mélange est intelligemment pratiqué tout rentre bientôt dans l'ordre.

Au contraire, si ces indispositions ne cèdent point aux prescriptions rationnelles, si elles se renouvellent et s'aggravent et qu'on ne peut incriminer les règles hygiéniques strictement observées; puis quand l'enfant urine beaucoup, transpire trop, n'est jamais rassasié, crie, dort mal et pâlit, tenez-vous pour certain que le lait acheté ne vaut rien; on vous vend du poison au détail, la fraude est là, et ne s'exerce qu'autant qu'elle a acquis la confiance en vous livrant d'abord un produit plus pur.

La science et les fripons.

Nous venons de résumer en quelques pages l'utilité, la nécessité de l'alimentation maternelle, et à défaut de la mère dans les cas déterminés, l'intervention d'une nourrice. D'un autre côté, nous avons accepté en dernier ressort l'allaitement artificiel et démontré quel doit être la qualité de ce lait et ses principes constitutifs et ce que l'on entend par aliment complet. Nous avons esquissé légèrement les inconvénients d'une bête saine élevée selon les lois physiologiques.

Ce préambule nous a paru nécessaire afin de mettre en lumière le triste et sombre tableau des maux qu'engendre la fraude et aussi pour permettre aux mères de porter un jugement par elles-mêmes sur les divers systèmes de paedigeorgie ou d'élevage d'enfants.

Avant de signaler les dangers de l'allaitement artificiel, nous espérons qu'on nous pardonnera d'insister au préalable sur les diverses méthodes de falsification, car nous sommes couvaincus depuis longtemps que, non-seulement on enlève au lait ce qui constitue toute sa valeur, mais encore que l'on y additionne des matières nuisibles dans les diverses boutiques où l'on vend le lait en gros et en détail, dans la ville et aux environs.

Nous parlerons aussi des inconvénients qui résultent de la délivrance du lait provenant d'animaux malades, récemment vêlés ou trop vieux, et de cenx qui sont élevés dans des conditions hygiéniques défectueuses. Par anticipation, nous promettons de faire des efforts pour être aussi brefs que possible, quelque vaste que soit le sujet, sachant qu'en écrivant avec l'espoir de convaincre, il ne faut point trop délayer l'argument crainte de le noyer.

Il est aussi affligeant que curieux d'observer jusqu'à quel point la cupidité varie ses formes pour déguiser aux yeux du public les pièges qu'elle lui tend journellement. Le désir du gain rend ingénieux et suggère aux gens indélicats une foule de pratiques nuisibles à la société sans aucun égard pour la santé et la vie d'une génération.

La malice, le génie du lucre, les moyens de nuire grandissent en proportion des perfectionnements scientifiques aptes à les dévoiler et à les déjouer.

Quand cette lutte du mal contre le bien finira-t-elle? Est-ce en punissant tous ceux que l'on peut atteindre? Nous n'en sommes nullement convaincu, attendu qu'il est notoire qu'au lendemain de la peine le voleur recommence son métier. Traiter la question au point de vue de la dignité humaine en faisant intervenir les principes de philosophie morale, en éclairant les consciences sombres? Les motifs abondent pour douter de l'efficacité d'un pareil traitement préventif.

Un trompeur croit n'être pas un voleur, et les gens éclairés trompent mieux encore que les ignorants.

Combien de poëtes et de littérateurs ont épuisé leurs rimes et leur faconde à chanter, à encenser l'homme des champs, il est évident qu'il ne l'ont vu qu'à travers le prisme de leur brillante imagination, et ils ont cru qu'en peignant la sublime nature, ils ne pouvaient qu'ajouter à ses charmes, en esquissant sous un jour favorable celui qui en est l'ornement le plus laid.

Chez le marchand campagnard, la ruse remplace la simplicité, la naïveté n'est qu'un masque et le sens moral fait défaut; la religion a cessé d'être un frein et n'est plus qu'un moyen de mieux tromper encore en s'abritant derrière une pratique ostensible. Tous les arcanes de la chimie et de la physique, il les dépiste et les déroute, et il ne connaît qu'une chose : vendre son produit frelaté pour de l'argent comptant, tout en tremblant devant le gendarme armé de.... son pèse-lait.

Depuis le célèbre Fourcroy jusqu'à nos jours, la chasse au falsificateur a toujours été en augmentant, mais plus d'un chimiste est rentré bredouille.

Berzélius, analysant un lait, lui trouva un densité normale, la proportion d'eau de caseine, de lactose, de sels ne pouvait être incriminée, aucune matière étrangère n'avait été incorporée, mais il n'avait point son contingent de matières grasses ; c'est à ce chimiste que nous devons, avec tant d'autres découvertes, une bonne analyse du lait sans crême.

Cadet de Vaux imagina un *galactomètre* ; bien longtemps on s'en servit sans se douter que la moindre bosse au métal faussait l'opération. Cet instrument a peut-être laissé échapper bien des coupables, nous ne soupçonnons même pas qu'il ait pu faire condamner des innocents.

Chevalier construisit, sur le même principe, son *lactomètre* centesimal, marquant 100° pour le lait type, plus pour un lait riche, et moins pour un lait pauvre. A cette époque, on ne recherchait que l'addition aqueuse.

Quevenne, en 1840, fait l'examen du lait au moyen du *lacto-densimètre*, qui porte son nom, et prétend qu'avant son invention, on n'avait aucun moyen satisfaisant de préciser la sophistication, il dit que désormais aucune fraude n'échappera ; l'instrument est connu même des valets de ferme.

Le principe repose toujours sur la densité calculée d'après celle de l'eau distillée 1000°. Après de nombreuses analyses de divers laits recueillis à diverses époques dans les contrées les plus variées, on est arrivé à cette conclusion que le lait pur pèse 1029 à 1033°, on a évalué qu'à 1028° il y a fraude par addition d'eau.

Comme la crême rend le lait plus léger et que l'eau simple pèse plus que la crême, le rustique naïf s'en est aperçu, il a enlevé la crême et l'a remplacée par de l'eau de pompe, puis armé de son lacto-densimètre, pèse et retrouve son poids.

> « Que j'aime ! ce mortel, noble dans ses penchants,
> Qui cultive à la fois *la physique* et ses champs ! »

Quevenne était vaincu ! mais pour peu de temps, car il rétablit les proportions pour la densité du lait sans crême et sans addition d'eau ; il fixa, en 1836, la densité vraie de ce lait privé de son corps gras. Ce chimiste créa encore un *crémomètre* qui indique combien on a enlevé de crême et quelle doit en être la quantité normale sur un volume donné de lait.

Quevenne a rendu de grands services avec ses appareils, mais la fraude s'exerce quand même.

Il y a environ 40 ans, tout Paris eut une formidable indigestion, une panique telle que le Ministère, tout malade qu'il fût, se vit forcé de s'occuper de la *question du lait*.

On avait trouvé dans le lait, disait-on, de la cervelle de chevaux abattus à Montfaucon.

Gaultier de Claubry fit de nombreuses analyses et, pour rassurer les estomacs sensibles des Parisiens, déclara au Ministère que c'était un canard, et Paris ne fut entièrement rassuré qu'après la déclaration de Raspail qui avait trouvé de la cassonnade dans le lait parisien. Cette super-addition était faite dans le but de dissimuler la saveur particulière que donne l'eau versée en trop grande abondance dans le lait. Naturellement Raspail, en dévoilant la fraude, indiqua le moyen de la reconnaître.

Lassaigne essaye la crême falsifiée et que l'on vend si cher, il y trouve de la gomme arabique, des farines de riz, etc., faciles à décéler.

La dextrine, l'amidon, la farine, les décoctions de son, d'orge, d'avoine, afin de graisser le lait et lui rendre un aspect crêmeux, ont été tour à tour dévoilés par les chimistes et les experts qui s'occupent spécialement de ces questions.

Les marchands cherchèrent autre chose, et l'on trouva dans le lait, malgré des poursuites et des condamnations incessantes, certaines matières, qui dûrent coûter presqu'autant que le lait lui-même : les jaunes d'œufs, par exemple, les amandes pilées, toujours pour remplacer la crême soustraite; les *vitelli* étaient ajoutés pour colorer quelque peu le lait par trop bleu, mais on s'aperçut que cela ne faisait bon compte, et on remplaça les jaunes d'œufs par des macérés de safran, de pétales de souci, du roucou, de la réglisse, de la décoction de carotte, du curcuma. *Une vaste teinturerie !* Tout cela n'est pas bien nuisible si ce n'est l'absence de ce qui contitue la valeur du lait.

Le docteur Donné, un savant micrographe a taillé de la besogne aux marchands de lait en inventant son *lactoscope* qui est basé sur le degré d'opacité que la présence des globules laiteux donne au lait. Cet instrument, d'un maniement assez facile, a été l'objet d'un rapport favorable à l'Académie des Sciences (septembre 1843); il décèle, à première vue, une minime quantité d'eau, mais devient infidèle quand il y a des émulsions en présence; la microscopie doit alors venir en aide au lactoscope et autres instruments.

La fraude, dans ce combat, essaie de désarçonner la science en ajoutant des émulsions de chènevis, de graines grasses, des décoctions de racines mucilagineuses, jusqu'à l'eau de chaux, le bouillon de veau.

La science n'est pas désarmée; elle ne peut l'être, toutes ces fraudes se découvrent.

Dans ces dernières années, l'on a repris la question et fait de nouvelles recherches.

Leconte mesure le volume du beurre que l'on sait être de 30 pour 1000; il dissout la caseine dans l'acide acétique anhydre et met le corps gras en liberté.

E. Marchand et Poggiale dosent le beurre et le sucre (Lactose) par la méthode des volumes.

Le *lacto-butyromètre* de Marchand, le *lactinomètre* de Rosenthal, l'*hydro-lactomètre* de Becquerel, sont des instruments d'extrême précision, malheureusement peu pratiques pour ceux qui ne sont point initiés, et nous en sommes encore à faire *analyser*? le lait suspect par les agents qui arrêtent les voleurs.... vulgaires.

Les travaux originaux de cette pléïade de savants sont intéressants à consulter pour quiconque veut se livrer à de nouvelles recherches. Tous ces vaillants lutteurs, parmi lesquels nous devons citer encore Parmentier, Deyeux, Doyère, Henry, Soubeiran, Bouchardat...., ne pouvaient plus rien ajouter à leur célébrité et ne dédaignaient pas de combattre ardemment ces termites qui travaillent sourdement à la destruction de tant de pauvres, qui n'ont pour toute nourriture que le traditionnel café au lait, et de tant d'enfants dont le lait est l'unique aliment.

Ne peut-on mesurer ainsi, par l'illustration des combattants, la rapacité de l'ennemi? et si nous avons trop rapidement à notre gré signalé les savants, leurs travaux et leurs découvertes, c'est afin d'engager les néophytes à les imiter, car il reste encore bien des points à élucider.

L'empoisonnement aigu et chronique.

Tous les médecins, sans exception, qui ont décrit les maladies de la première enfance, proscrivent d'une façon absolue l'allaitement artificiel dans les grandes villes; la raison capitale de cet ostracisme, c'est la grande difficulté que l'on éprouve à se procurer un lait pur. Willermé signale une mortalité de 63 pour 100 à Reims pendant une période décennale chez les enfants nourris au biberon. Gendron, Billard, Valleix, Barrier, Trousseau, Bouchut, Bertillon, Brochard, Mayer et d'autres, citent des chiffres tout aussi élevés. Dans leurs remarquables travaux, les uns combattent la nourrice mercenaire, les autres l'alimentation prématurée. En médecine, on ne se paie pas de mots, ce sont des faits que l'on cite et qui prouvent surabondamment que la majorité des enfants meurt par suite de l'abandon de l'allaitement maternel et par l'ingestion du lait de la ville.

Les praticiens, dans les grands centres, savent combien les enfants meurent d'entero colite, tandis que ceux qui exercent dans les bourgs ne connaissent cette maladie que par la description des auteurs.

Dans toute l'étendue de la France, il meurt 1 enfant sur 6, et dans les grandes villes, il en meurt 1 sur 3. La population diminue, c'est un fait acquis. Il naît 860,000 individus et il en meurt 862,000 annuellement, il y a lieu de chercher un remède et c'est vers le premier âge qu'il faut porter les premières investigations.

Un enfant malade, quelles que soient les conditions misérables de la famille, a beaucoup de chances de guérison s'il est nourri au sein, mais s'il est élevé au biberon, il en a fort peu.

Voyons comment les enfants meurent, quelles sont, au point de vue de la santé générale dans la première enfance et postérieurement, les conséquences d'une alimentation impropre, incomplète.

Le lait vendu sur la voie publique, donne lieu à des accidents légers tout d'abord qui frappent l'œil de l'observateur le moins habitué aux enfants.

Tout d'abord c'est la *rainette* (le muguet), espèce de petits champignons blancs qui recouvrent la langue et envahissent la bouche et la gorge.

Cet *oïdium* devient épais et gêne la déglutition.

La mère, qui connaît cet état, n'y attache aucune importance; elle lave la bouche de l'enfant avec le miel rosat et continue à donner le lait tant bien que mal. Au bout de peu de jours, l'enfant se débat, pleure sans cesse, dort peu, fait des selles mal liées, verdâtres, striées, fétides, les urines sont piquantes; le mouvement des jambes, les cris incessants, la face contractée indiquent que le ventre est malade. Les parents disent : il a la colique! un effet dont ils ignorent la cause et s'ingénient à calmer le petit en le promenant des nuits entières, en lui donnant de l'huile d'amandes, en lui appliquant force cataplasmes, en lui administrant, sans ordre, des sirops d'opium ou des lavements de pavots qu'on vend chez l'épicier. De guerre las qand le muguet a envahi l'oesophage, l'arrière-gorge et le canal intestinal, en d'autres termes, quand l'inflammation est étendue, le médecin est appelé, et sa première question est : Comment nourrissez-vous l'enfant ? Si le praticien n'a point été appelé trop tardivement, il parvient à grand peine à enrayer le mal, puis il proscrit absolument le lait qu'il connaît et dont il suit la provenance en passant par le légumier, le marchand des rues, le ramasseur et parfois jusqu'au producteur. Si le médecin est tenace, comme il a ses entrées libres chez ces intermédiaires, il s'aperçoit de quelle façon et au moyen de quelles matières on *fabrique* le lait ; il est convaincu de la généralité du fait et ne s'avise pas d'ordonner au marchand un changement qui n'aboutirait à rien. Dénoncer n'est point son affaire, moraliser les voleurs ! « *Vox clamans in solitudine*, » et puisqu'il faut tout dire, il risquerait fort de s'attirer l'inimitié d'une foule de petits et gros boutiquiers, qui font et défont les réputations.

Cependant par devoir professionnel, par humanité, il est obligé d'éclairer les parents sur la cause certaine de la maladie, et dans la limite de ses moyens, d'y porter remède prompt et radical sous peine de mort.

Le médecin engage la mère à chercher aux environs quelque fermier honnête, qui veuille bien, moyennant majoration du prix, lui délivrer du lait pur, fraîchement trait d'une bête, jeune et bien portante, et si ce médecin, toujours dévoué, compatissant quand il s'agit du faible et des pauvres dont souvent il est le seul palladium, appuie les supplications de la mère, de l'autorité des services rendus ; s'il est médecin de la ferme, il réussit parfois à sauver d'une mort certaine le petit affamé. Mais combien de difficultés à vaincre ; combien de révoltes à calmer et d'ombrageuses susceptibilités à ménager.

La mère se doit au labeur journalier, ou bien une main étrangère nourrit l'enfant, la course au lait matin et soir est longue, on se relâche; le lait lui-même reprend son vice primitif, le naturel mercantile reprend le dessus, la diarrhée reparaît avec un cortège de symptômes plus alarmants.

Le médecin, dont les occupations sérieuses envahissent l'esprit ne peut incessamment plaider, il compte sur l'honnêteté, sur les bons sentiments, sur la persévérance, malgré tout ce qu'il voit journellement; enfin, la mère vient en pleurant, annoncer la mort, et sur le bulletin du décès, le vérificateur inscrit : « Diarrhée, » quand on devrait imprimer en majuscules : « Empoisonnement prémédité ! »

« Vidi... et ab uno disce omnes! »

Dans d'autres cas, l'homme de l'art est consulté pour examiner une femme qui, tentée par l'appât d'un gain assez élevé, désire être nourrice.

Elle laisse son enfant à la garde d'un tiers, qui l'alimentera au lait de vache. Cet enfant a tété sa mère pendant un mois ou deux et offre tous les signes d'une parfaite santé; mais brusquement on le prive du sein pour le vouer au biberon.

Le médecin, qui sait toutes les difficultés de cet élevage, fait bien des recommandations aux parents. (Pour notre part, nous dissuadons toujours les femmes d'aller vendre leur lait à un autre enfant en laissant mourir le leur).

On ne les persuade pas toujours, et il arrive souvent que la prédiction médicale s'accomplit.

Le petit devient pâle, flasque et maigre, il vit sur sa propre graisse pendant un certain temps; la rougeur, la sécheresse de la langue, les aphtes et la diarrhée ouvrent la série : le ventre se balllonne, les déjections sont noirâtres et *brûlent* le linge; les vomissements après chaque repas dénotent que l'estomac est atteint, la maigreur fait d'effrayants progrès. On réchauffe difficilement le petit martyr. Ses yeux enfoncés dans l'orbite, deviennent chassieux, la paupière supérieure retombe; l'enfant assoupi semble dormir les paupières entr'ouvertes; il a tant crié, sa voix est éteinte, il est indifférent à toute caresse, la langue se meut difficilement, il n'avale plus qu'avec peine et meurt d'entero-colite ou d'athrepsie, malgré tout secours médical, un mois ou deux après le départ de sa mère.

Règle générale : une femme de la ville qui va vendre son lait à un autre enfant, condamne le sien à mort si celui-ci est élevé au biberon avec le lait de détail.

On peut objecter qu'il faut que l'un des deux enfants ait une nourrice, cela n'est pas absolument nécessaire, la mère riche peut nourrir au sein, quoique faible, avec plus de chances, qu'une mère pauvre; admettons une maladie chez la première, il lui est défendu de nourrir d'après ordonnance médicale motivée; dans ce cas encore la mère aisée nourrira avec bien plus de facilité son enfant au moyen d'un lait animal qu'elle saura se procurer pur, avec de l'argent et un personnel à sa disposition.

La bouillie ou panade est donc la seule nourriture de l'enfant pauvre; s'il la digère, si son estomac s'y habitue, si l'on varie parfois avec du bouillon ou avec un peu de bon lait, cet enfant pourra vivre; il en est qui résistent à tout, mais à quel prix ? Malheureusement oui, il vivra, ce petit vieillard de 6 mois, ridé, mou, flasque, édenté; avec son ventre proéminent et dur, sa poitrine en carène de vaisseau dont l'ossature fait saillie, ses bourses pendantes, ses jambes grêles, son rictus douloureux; il représente ainsi fidèlement l'homme à la période ultime de la vie! Après de nombreux écarts de régime, des indigestions sans cesse renouvelées, des entérites vaincues mais non éteintes, des diarrhées intermittentes et interminables, après des souffrances indicibles, des nuits sans sommeil mais remplies de cris et de larmes! Cet enfant vit pour démontrer à ceux qui seraient tentés de le nier, que le mauvais lait n'a pas fini son influence néfaste et qu'il continuera à faire des victimes dans un avenir dont on n'ose entrevoir, ni calculer l'étendue!

Phtisique ou scrofuleux.

L'enfant que nous avons suivi dans la lutte pour l'existence porte en lui un principe qui a été lentement déposé dans l'organisme par une main criminelle et rapace. L'homme ici a été créateur d'un mal dont l'enfant portera la peine toute sa vie, et non seulement pendant sa vie propre, mais celle de ses descendants sera empoisonnée par un de ces maux dont la philosophie médicale cherche en vain la nature.

L'étiologie des maladies, c'est-à dire l'étude des causes, n'admet pas, il est vrai, qu'un seul principe de causalité, en première ligne vient la mauvaise alimentation ; l'hérédité joue un grand rôle, un rôle prépondérant, mais ne faut-il pas que cette hérédité elle-même ait aussi son point de départ.

Un tuberculeux, un scrofuleux, un rachitique, peuvent puiser les germes de ces diathèses aussi bien chez les ascendants que dans la misère physiologique résultant d'une alimentation solide, prématurée ou d'un mauvais lait; et ces ascendants, à leur tour, où ont-ils puisé ces diathèses ? En remontant ainsi de source en source, trouverait-on le défaut originel dans la nature même de l'organisation humaine si admirable, si parfaite ? ne le pourrait-on pas déceler plutôt dans les ingesta ?

Ah ! si l'on pouvait interroger les aïeux ! Qui vous a nourri ? Est-ce la nature? Est-ce l'artifice ?

Quand on parcourt les innombrables écrits originaux qui traitent de ces terribles affections, partout et toujours l'on découvre cette phrase, stéréotypée au chapitre des causes: « Le tubercule, la scrofule, le rachitisme, sont occasionnés par la mauvaise alimentation. »

Pétition de principe, répondent quelques sceptiques, nous concédons jusqu'à un certain point; on n'a aucune notion absolue ni certaine quant au point de départ de ces maux qui font le désespoir des familles et qui sont l'opprobre de la médecine.

Le vice originel est-il dans les liquides de l'économie ou dans les solides, dans les tissus primitifs ou dans les tissus adventices? Quoi qu'il en soit, nous pouvons avancer, sans crainte de démenti, que la substance entière de tout l'organisme humain subit le contre-coup de l'ingestion alimentaire de bonne ou de mauvaise qualité dans un âge aussi tendre. Lorsque l'aliment est complet et bien approprié à un organe en voie d'évolution, comme l'estomac ou plutôt le canal digestif du nouveau-né, l'absorption et la nutrition se font régulièrement; au contraire, quand l'aliment est incomplet, disproportionné à ces organes, l'absorption de matières hétérogènes est nuisible; en en outre, les résidus impropres vont-ils toujours se déverser dans les canaux que la nature leur a assignés? ne peuvent-ils dévier, quand la fin chronique détruit lentement les tissus et resorbe les liquides.

L'aliment de bonne qualité renferme en soi tous le principes dont le corps humain lui-même est formé : nous savons que le bon lait renferme des solides et des liquides, des substances azotées, des éléments hydro-carbonés et des sels. Or, l'on peut réduire tous les éléments qui composent l'économie humaine à ces mêmes substances primordiales; supprimer, affaiblir, dénaturer l'une d'elles nécessaires à l'entretien de celles préexistantes, c'est troubler l'organisme; de là, *maladie*. Un caissier, sortant des rouleaux d'or et les remplaçant par des rouleaux identiques de volume mais en billon, romprait l'équilibre de sa caisse.

Le corps humain qui perd constamment, doit récupérer au fur et à mesure ses pertes; il doit équilibrer l'entrée et la sortie; la résultante de cette balance est la *santé*. Il est amplement prouvé que l'alimentation insuffisante est la cause la plus directe de maladie prochaine, et, si la santé n'est point altérée immédiatement, elle place le sujet dans une situation précaire, susceptible de contracter toutes les affections qui règnent périodiquement.

Doit-on s'étonner, d'après cela, qu'il existe encore, quand la mort a moissonné tant d'enfants, une quantité considérable de non valeurs humaines qui engendrent à leur tour une série nouvelle d'individus malingres, déformés, étiolés, à charge à eux-mêmes et à la société et qui, repullulant sans cesse, abatardissent lentement l'espèce jusqu'à ce qu'une épidémie vienne ensuite, par une sorte de sélection, arrêter leur trop grand développement.

Et vous vous plaignez, humains, de ces hécatombes! vous accusez, tout en l'implorant, le Maître de vos destinées; c'est vous qui êtes les coupables, c'est vous qui vous êtes empoisonnés, c'est vous-même qui avez méconnu la grande loi de justice et de charité; c'est l'égoïsme et la rapacité qui sont les causes de tous ces maux.

Le mal physique existe en raison directe du mal moral.

D'autres dangers encore sont à éviter.

Un enfant nourri au sein dans de bonnes conditions, peut, quand il a été sévré prématurément, être atteint, au moment de l'éruption dentaire, d'accidents graves : diarrhée, convulsions, vomissements, etc. Seul encore le bon lait est apte à enrayer ces redoutables symptômes; sans lait pur, la médication la plus rationnelle sera d'un faible secours ou sera paralysée dans son action; le lait, en ces circonstances, n'est pas seulement aliment mais médicament.

D'un autre côté, dans les plus graves maladies, les enfants ne supportent jamais la diète, c'est pourquoi, dans l'immense majorité des cas, les médecins ordonnent la diète lactée, c'est-à-dire la nourriture exclusivement au lait. L'action d'une médication se fait d'autant mieux sentir que l'on n'a pas affaire à un organisme trop délicat; le lait est adjuvant, à condition qu'il soit bon; mais s'il est incomplet, il est nuisible, ne peut servir à la nutrition et ne produit aucun bon résultat. Une mère peut tomber malade en pleine période d'allaitement, elle peut perdre son lait à la suite d'une maladie ou après quelques émotions morales, il faut encore une nourriture de transition. Où la trouver, si ce n'est dans le lait pur d'un animal sain

Le médecin est journellement témoin de sombres tableaux qui contrastent douloureusement avec les riants aspects d'un luxe éblouissant, et il est étonné de la patience, du courage et de la résignation d'une foule de victimes qui supportent toutes les fraudes. Il est plus attristé encore de l'indifférence, de la nonchalance de tous ceux à qui il appartient de connaître ces maux, de les réprimer et d'y porter remède.

Les falsificateurs et les charlatans exploitent le pauvre monde, ils s'enrichissent à ses dépens, et quand ils ont cessé de voler, ils se croient d'honnêtes gens.

C'est un éternel problème pour le physiologiste que l'existence de toutes ces pauvres natures qui se soutiennent malgré toutes les vicissitudes et toutes les luttes. L'étonnement se transforme en admiration devant une aïeule débile et courbée, qui supporte, elle aussi, toutes ces fraudes et ces privations pour se dévouer au petit être que sa fille abandonne à ses soins.

Rien de plus admirable en effet que cet amour archimaternel, réminiscence des jeunes années, souvenir du printemps de la vie.

Une mère dans la honte, le désespoir, la colère tuera son enfant, sera marâtre, une grand'mère, jamais ! Celle-ci subira tout, l'opprobre de sa fille, le déshonneur, l'abandon, et elle n'aura nul mauvais sentiment à l'égard de son petit enfant; la résignation, la patience, l'espoir, l'amour, voilà ce qu'elle nous montre. La pauvre aïeule se privera, elle qui a tant besoin, et souffrira sans se plaindre de toutes les misères dont elle est accablée.

L'on couronne et l'on dote, de ci, de là, quelques rosières pour démontrer que l'espèce n'est pas encore éteinte, combien plus méritantes sont les pauvres vieilles qui ont fait souche, dont toute l'existence a été une lutte pour fournir un contingent à la patrie et dont le visage est sillonné de rides que les pleurs ont lentement tracées.

Laits mauvais et laits factices.

Il est inutile d'entrer dans plus de détails pour montrer de quelle façon le lait vendu au domicile de chacun, est privé de sa partie essentielle, la crême ; il suffit de *savoir que le fait existe. Nous l'avons prouvé ailleurs* (1).

200,000 litres de lait fournis aux hospices civils de Lille possèdent à peine de la crême (2 à 4 pour 100 au lieu de 12), il est vrai que la clause est ainsi acceptée par le cahier des charges et que les producteurs refuseraient tous de fournir du lait pur, même en doublant la somme allouée, qui n'est que de 15 fr. l'hectolitre, en moyenne.

Le lait des adjudicataires est soumis à l'épreuve journalière, mais celui que l'on vend sur la voie publique n'est examiné qu'accidentellement, selon les caprices des préposés. Dans les fromageries, il est fort intéressant de voir de quelle façon expéditive on écrême pour faire les fromages de qualité fine et supérieure. Tous le corps gras est soustrait, et ce lait châtré possède encore un aspect fort présentable.

Dans nos environs, on écrême pour la fabrication du beurre spécialement, que le fermier vend à un prix beaucoup plus rémunérateur que le lait.

Pour le campagnard, tout ce qui sort du pis de la vache est du lait, il en est si bien convaincu qu'un savant l'a dit

(1) *Dangers de l'écrémage.* — Ce chapitre et le précédent sont extraits de notre travail sur l'écrêmage.

en matière d'aphorisme il y a un demi-siècle. « Le lait est le liquide tel qu'il sort du pis de la vache (1). Nous sommes forcés de contrarier quelque peu leurs idées préconçues. Si tout ce qui vient du pis de la vache est du lait, il n'est pas bon dans tous les cas : que la bête ait vélé la veille, qu'elle ait des engorgements mammaires, qu'elle soit *surtrait* au point d'amener du sang, qu'elle soit atteinte de pommelière ou de cocotte, elle donne du lait. *Le fermier le vend. puisqu'il n'est point bon à donner aux porcs ni aux veaux!* Tous ces laits mélangés à celui qui est écrémé, lui donnent un aspect gras. Cette fraude est plus commune qu'on ne pense et est peu connue.

Nous n'avons rencontré qu'un nombre restreint de médecins vétérinaires qui aient signalé la mauvaise qualité du lait de vaches atteintes de phthisie (2). Sait-on combien de vaches poitrinaires servent à l'alimentation des villes? Elles existent à raison de 25 à 30 pour 100 le long du littoral de la Manche et de la mer du Nord, tant en France qu'en Belgique, en Angleterre et en Hollande

Pour la France, cette zône où la pommelière fait le plus de ravages peut être délimitée du Cap Finistère à la pointe de Givet, en passant par Paris.

Et les causes, dira-t-on? elles sont variées :

1° Parce qu'on leur fait faire à chacune une dizaine de veaux.

2° Parce qu'on les loge mal.

3° Parce qu'on les nourrit sans discernement ni choix.

4° Parce qu'elles sont assujetties à la stabulation continue.

5° Parce qu'enfin on les épuise afin de leur faire produire le plus de jeunes et le plus de lait possible en n'observant aucune des règles d'hygiène dont l'animal a autant besoin que l'homme.

(1) Coulier.

(2) Parce que les vétérinaires s'occupent plutôt de la maladie de la bête que de son produit lacté.

Le lait de ces bêtes surmenées est riche en principes calcaires, phosphatés et aqueux, et pauvre au contraire en principes gras azotés et sucrés. Peut-on s'étonner d'après cela, quand le lait est au surplus écrêmé, que tant d'enfants se trouvent mal de son usage.

Nous avons déjà dit que le lait passe par deux ou trois intermédiaires avant d'arriver au consommateur; ces débitants divers cherchent naturellement à conserver le lait toute une journée afin de fournir la *pratique*. Dans ce but beaucoup d'entre eux y ajoutent du bi-carbonate de soude; on ne considère point cette addition comme une falsification, c'est un tort, car elle est nuisible; ce sel est antiplastique, diurétique, etc., et il n'appartient point au marchand d'*ordonner* ainsi un médicament.

On exige d'une nourrice des qualités variées afin d'être déclarée apte par un certificat médical à allaiter un enfant: une belle poitrine, c'est-à-dire des seins à l'antique, de bonnes dents, une haleine et une transpiration exemptes d'odeur. On prend garde si elle n'est atteinte d'aucune affection diathésique, on la veut jeune, d'un bon caractère, exempte de passions vives; d'aucuns exigent qu'elle soit brune, d'autres la veulent blonde; nous estimons que le système pileux ne fait rien à l'affaire, pas plus que la couleur de la vache. En somme, on prétend qu'une femme ait toutes les qualités possibles et l'on ne demande rien de pareil à l'animal lactifère.

Est-ce à dire que la bête est plus raisonnable que certaines femmes, qu'elle n'a pas de passions vives, qu'elle ne s'enivre point, qu'elle n'est point syphilisée, et que l'on doive accepter son lait tel qu'il sort du pis? « Que sais-je » disait Montaigne.

La chimie, se basant sur les phénomènes physiologiques de la digestion, est intervenue depuis plusieurs années pour obvier aux difficultés que l'on rencontre à faire allaiter les nouveau-nés, en cherchant à remplacer le lait maternel et animal. Elle s'évertue à nous offrir des succédanés très ingénieux et très habilement conçus ; malheureusement l'estomac du nouveau-né n'est point un creuset de laboratoire qui réduit tout.

La digestion, quelque bien connue qu'elle soit du physiologiste, est un phénomène complexe qui laisse dans l'ombre bien des inconnues, aussi nous osons dire, sans préambule, qu'à l'égard des succédanés du lait, notre siège est fait, après examen bien entendu. Rien n'est beau et bon comme le vrai, et nous n'avons point confiance dans tous ces laits factices, desséchés, réduits en pâte, en tablettes, sucrés, phosphatés, fermentés, etc.

Beaucoup de fabricants ont un but palpable : toucher des dividendes, et l'enfance est un de leur moindre soucis.

Nous n'en dirons point autant des recherches désintéressées et très souvent onéreuses de beaucoup d'hommes de science, désireux de fournir un produit exempt de fraude et pouvant se conserver et se transporter des pays où le lait, abondant et bon, n'a qu'une valeur vénale, vers ceux où il est mauvais, rare et cher. Commençons par le lait Liébig. Il est composé de farine de froment et malt d'orge, parties égales 15; de bicarbonate de potasse, 6; d'eau, 30; et 150 *lait de vache.* On peut le préparer soi-même, quand on connaît le tour de main qui n'est pas bien difficile à acquérir. « *Ab jove principium* »

En théorie, cela est fort simple, mais en pratique usuelle il sera difficile parfois de se procurer du malt, puis la pharmacie doit intervenir, ensuite il faut du lait (pur), si on le trouve autant le délivrer tel.

Le docteur Guyot prépare un lait qui peut rendre des services pendant les grandes chaleurs. On prend le petit lait, puis un jaune d'œuf (albumine et caseine) qu'on ajoute cru à froid à 200 grammes de serum (lactose et sels); on chauffe à 30° et on opère un battage afin de mélanger intimement en aérant, et l'on sucre légèrement.

Le docteur Kuttner publie dans le « *Zeitung für Kinder Krankheiten* » (journal pour les maladies d'enfants), une boisson analogue. C'est une décoction de gruau d'avoine avec du jaune d'œuf ; bon moyen en été quand on a des œufs frais à bon marché. N'oublions pas que nous plaidons pour les enfants pauvres.

La nutritine DÉJARDIN, l'idéal des farines alimentaires, dit MONSIEUR DÉJARDIN, tout digéré à l'avance !!! fait avec du malt français, rien d'Allemagne, et avoine d'Ecosse. On peut essayer, car l'auteur offre à titre gracieux une boîte de 30 potages.

La farine padiatique de Teyssèdre porte son digestif avec elle !!! C'est le trésor du berceau ? comme la farine de Morton pour les enfants de *cinq mois* qui *commencent á manger*. Nous ne connaissons pas la composition de ces farines ; aussi ne saurait-on se prononcer qu'après expérimentation « *in anima* ».

Il en est de même de la farine DUTAUT, très agréable au goût, et qui peut fort bien être délivrée aux enfants après la dentition, de même que l'aliment lacté SAVORY, fabriquée avec du *malt anglais* et du froment anglais. N'oublions pas la farine de Nestlé qui est composée de lait desséché dans le vide et additionné de sucre et de pain pulvérisés. Malgré toutes les promesses et les hyperboles, nous pensons qu'on peut délivrer ces diverses farines aux enfants, mais nous le disons bien haut, il ne faut pas se presser d'en donner avant que l'enfant n'ait *quatre dents*.

Nous rejetons absolument le racahout des arabes, fait de salep, cacao, glands doux, fécule de pomme de terre et de riz. — Le palamoud, mélange de cacao, riz et fécule colorés au santal.

Le kaiffa, copie du racahout avec gélatine en plus. Le carragheen formé d'arrowroot ; le potage de Hager au riz et à la canelle et la Revalescière !!! et la Revalenta et autres farines mexicaines que l'on vend 10 *fr. le kilog* aux *niais* et qui valent 40 *centimes*, attendu qu'elles ne sont composées que de farines de maïs, de lentilles colorées à la mélasse !

Pour terminer cette espèce de nomenclature, nous voulons signaler deux bonnes préparations dont nous avons eu à nous louer et que nous avons beaucoup employé dans des circonstances particulières (1), mais chez les adultes : ce sont les laits concentrés de Martin de Lignac, et de la Compagnie anglo-suisse.

Leur composition est connue, et ces produits se présentent aux médecins sous le patronage de personnalités honorablement connues et appréciées comme savantes, de plus; les rapports et travaux à l'appui excluent toute forme de réclame commerciale.

L'on peut apprécier et préconiser beaucoup de ces produits à bord des navires, dans les ambulances, dans les villes assiégées; on peut même les employer comme adjuvants nutritifs dans certains cas d'entérite chez les enfants d'un an, mais quant à remplacer le lait pur, nous avons la conviction que ces nutriments ne pourront jamais y prétendre.

Tous ces laits factices ressemblent un peu au biscuit qui, pour les besoins d'une armée, remplace le pain en campagne ou à bord des vaisseaux ; il ne peut lutter avec le pain frais, car aussitôt que le navire fait escale ou que l'armée arrive à un séjour fixe, l'on réquisitionne le pain disponible et l'on met en œuvre la boulangerie.

Serions-nous astreints à nourrir nos enfants avec ces aliments d'exception quand nous sommes dans un pays où l'aliment normal est abondant, ne devrions-nous pas réquisitionner à notre tour une nourriture salutaire indispensable ?

Une armée traverse un pays, les soldats sont exténués, affaiblis, mourants, car ils ont soutenu de rudes combats !

(1) Dans nos ambulances sur les champs de bataille, autour de Metz, de Beaumont et de Sedan.

Est-ce que la population ne court pas au-devant des enfants de la patrie pour offrir le gîte et la table, et n'est-elle pas heureuse de soulager et de substanter ceux qui combattent pour le foyer commun ? Si, par exception, quelques rapaces, au cœur endurci, se montrent rebelles à ces sentiments d'humanité, l'autorité n'est-elle pas là pour imposer sa volonté et faire sentir que le premier devoir de l'homme est d'aider son semblable en péril ? La loi martiale n'atteindrait-elle pas justement celui qui serait assez infâme pour altérer volontairement la nourriture du soldat expirant ? La situation est analogue, nos enfants sont en péril.

Où sont les cœurs généreux prêts à venir en aide ?

Ils sont légion : moralistes et médecins sont à l'avant-garde, nous entendons leurs appels incessants, mais leurs moyens d'action sont trop faibles et trop peu encouragés ; en outre, ils n'ont d'autres armes que la persuasion , tandis que les contempteurs du breuvage vital sont des gens de lucre dont le cœur inaccessible à la pitié ne connaît ni la charité, ni le désintéressement.

Moyens.

N'y a-t-il point des moyens pratiques que l'on pourrait mettre en usage à Lille, afin de délivrer du bon lait aux enfants qui ne sont pas nourris au sein de la mère, et ne pourrait-on en trouver qui facilitassent l'allaitement maternel en le rendant possible aux femmes qui travaillent dans les manufactures ?

Nous en proposons plusieurs :

1° Créer un bureau permanent de vérification lactée muni de tous les appareils propres à décéler la fraude. Ce bureau inspirerait une salutaire terreur et, à la lougue, il arriverait à extirper la vente du mauvais lait par l'action incessante et comminatoire que ces examens quotidiens exerceraient sur les marchands. En France, on vérifie et on inspecte tant de choses (depuis le poivre jusqu'à la poudre à canon), que la moitié du pays est inspecté par l'autre moitié; l'on néglige bien entendu ceux qui auraient le plus besoin de l'être.

2° Ordonner aux marchands de spécifier ce qu'ils vendent : lait pur et lait de seconde qualité avec indication visible sur le récipient, afin que la mère achète en connaissance de cause.

3° Répression sévère de toute fraude.

Une hétaïre est assassinée, tout l'aréopage s'assemble, mille enfants sont empoisonnés et il ne s'émeut pas.

On ferme les cabarets pour certains délits; ne pourrait-on, tout en confisquant le corps du délit, fermer le débit de lait après récidive de tromperie.

4° Pour faciliter l'allaitement au sein, il serait facile de créer une caisse maternelle dans chaque établissement où les femmes sont employées en grand nombre Le produit serait affecté au paiement de la journée des mères nourrices pendant un temps déterminé. (Nous renvoyons aux annexes; à la fin de ce travail, nous avons élaboré un règlement.)

5° On pourrait réunir les principaux industriels de la ville qui fournissent exclusivement du travail à domicile, et leur demander de tenir compte, dans une certaine mesure, de l'état puerpéral de la femme, et fournir à celle-ci un travail assuré, chez elle, pendant le cours de l'allaitement. Ne serait-ce pas là un acte de haute philantropie?

Non seulement il préserverait la vie de l'enfant après la naissance, mais il la garantirait encore pendant la période intra-utérine. Ce serait un moyen d'atténuer le nombre excessif et toujours croissant des avortements, des morts-nés et des faiblesses de constitution des nouveau-nés.

6° Nous nous adressons maintenant à la source du lait. Il s'agit d'éliminer tout intermédiaire et, pour arriver au vrai but, nous proposons :

La création d'une laiterie d'enfants, espèce de ferme modèle, qui fournirait gratuitement le lait aux *mères pauvres* inscrites au bureau des indigents qui prouveraient, par attestation médicale. qu'elles sont incapables de nourrir ou qu'elles pratiquent l'allaitement mixte.

La laiterie délivrerait aussi à prix réduit du lait aux *mères ouvrières* non indigentes aux mêmes conditions.

Ensuite la ferme fournirait à prix rémunérateur et par abonnement, du lait à quiconque ne pourrait nourrir au sein pour cause de maladie; en dernier lieu, aux crêches, aux orphelins et aux enfants convalescents plus âgés.

Nous avons calculé assez exactement pour savoir qu'il suffirait de 10 à 12 hectolitres par jour pour donner du bon lait à un millier d'enfants, et 50 à 60 vaches que contiendrait la ferme seraient nécessaires.

Chaque hôpital devrait avoir sa vacherie, et chaque dispensaire des pauvres devrait distribuer 100 litres de lait par jour pour les enfants malingres.

L'an dernier, à pareille époque, aprés une nuit d'insomnie trop fréquente, hélas! pour ceux qui consacrent leur temps en sacrifices dans les temples de Lucine, la déesse de l'enfantement; nous fûmes surpris de trouver à notre lever une dame voilée qui réclamait notre concours.

Elle nous conduisit sur une petite colline qui domine la ville et nous montra une fourmilière humaine remuant la terre, creusant des profondeurs, édifiant les solides assises d'un monument qui pouvait défier les siècles et les hommes.

Nous reconnûmes une forteresse à l'état d'embryon. Voyez, dit l'inconnue, ce que peuvent la pensée et le travail humains en vue de la destruction; ah! si les hommes tournaient tous leurs efforts vers la conservation, que de bien ne réaliseraient-ils pas ! Détournons, ajouta-t-elle, nos regards de ce revers de l'humanité et admirons le vrai côté, et elle nous montra au bas du monticule une ferme vers laquelle nous nous dirigeâmes.

Le long de la route, nous voyons bon nombre de convalescents des hôpitaux, qui, avant de reprendre le labeur quotidien, ont obtenu quelques jours de répit, afin de prendre des bains d'air et de soleil; ils sont employés aux travaux légers de l'exploitation agricole et rétribués selon leur mérite.

D'immenses potagers entourent cette ferme et fournissent journellement leurs denrées aux divers hospices; plus loin de belles pâtures garnies d'un troupeau d'animaux de choix réjouissent la vue.

Nous examinons aussi les champs couverts d'une superbe récolte qui promet d'équilibrer les dépenses par la vente du trop plein. Un maître de labour qui revient d'inspecter son monde nous fournit les détails sur la manière d'élever une bonne laitière et dit qu'une nourriture naturelle est toujours la meilleure: En été le pâturage et les plantes tendres; en hiver, la betterave et autres racines plutôt que des résidus épuisés; il démontre clairement que les principes aromatiques sucrés et nutritifs, renfermés dans l'eau de végétation des plantes donnent un lait abondant, agréable et sain. Nous visitons aussi le laboratoire des appareils divers, la chambre du lait avec sa collection de bouteilles en grès, les écuries, les étables où l'air circule et où la propreté est rigoureuse.

On nous offre un peu de pain délicieux et du beurre inconnus à la ville, le tout arrosé d'une tasse de lait délectable; puis nous assistons à la traite, au remplissage des bouteilles dont le système de fermeture empêche toute fraude.

Le directeur inspecte ce travail, surveille le départ des voitures et nous dit que ces 12 ou 1500 litres de lait vont aux dispensaires des pauvres dans chaque quartier de la ville. Une voiture spéciale dessert les abonnés, c'est celle dont nous nous servons pour rentrer en ville et dans la réalité, hélas !

Ah pourquoi la dame voilée était-elle l'Imagination ?

4° VICES GÉNÉRAUX DES GRANDES VILLES.

Travaux féminins.

« Pour avoir un bon fruit soignez l'arbre » est une vérité banale. La femme en état de grossesse doit plus que toute autre obéir aux lois hygiéniques qui lui sont communes avec celles que tout le monde doit observer, mais la science formule en outre, pour la femme enceinte, un certain nombre d'ordonnances qui doivent être observées sous peine de la voir dépérir elle et son fruit.

Autrefois les auteurs préconisaient une foule de précautions restrictives qui sont tombées en désuétude : l'expérience et l'observation en ont depuis longtemps fait justice. Actuellement il est recommandé à toute femme grosse de continuer à vivre son train de vie habituel, quand il est compatible avec l'hygiène générale : l'exercice au grand air, un bon régime, quelques bains et certaines précautions ayant pour but d'éviter un accouchement prématuré. La femme évitera tout ce qui pourrait occasionner des émotions morales vives, la colère, l'ivresse, etc. Ces prescriptions et beaucoup d'autres peuvent être facilement observées dans un certain monde, mais l'ouvrier n'y regarde pas de si près et il est souvent difficile de les mettre à exécution.

Que voyons-nous journellement, si nous visitons les établissements industriels qui font vivre la moitié de la population : les femmes, arrivées à la période ultime de la grossesse, se lèvent de bon matin, à quatre heures, pour préparer leur déjeûner et celui de la famille ; elles prennent à la hâte, avant le départ, une tasse de café, additionnée d'un peu de lait. Elles font ensuite un trajet, parfois fort long, pour arriver à l'atelier ; elles travaillent dans une salle, toujours très vaste, il est vrai, mais dont la température est étouffante en été et froide en hiver. L'on reconnaît facilement celles qui travaillent dans les fabriques, où la poussière, la vapeur d'eau, la chaleur humide, le gaz altèrent l'atmosphère ambiant; leur teint pâle dénote suffisamment la chloro-anémie dont elles sont toutes plus ou moins atteintes. L'état de grossesse, qui est lui-même une cause occasionnelle de l'affaiblissement général, trouve encore dans la fréquentation prolongée de l'atelier un appoint nuisible et dangereux ; ajoutez à ces défectuosités le régime débilitant, un repas insuffisant, et l'on ne s'étonnera nullement de voir prédominer parmi la classe ouvrière féminine, le tempérament lymphatique. Ces travailleuses mangent aux alentours des ateliers une portion de pain, de fromage, un poisson salé, un peu de charcuterie, un fruit vert, quelques pommes de terre bouillies et boivent la tasse de café traditionnelle, qui n'est souvent qu'une 3e édition repassée à la chicorée. Bienheureuses sont celles dont l'atelier est proche et qui peuvent aller préparer elles-mêmes leurs repas et les prendre en famille.

Nous ouvrons ici une parenthèse à l'occasion des heures de repas. Nous voudrions que la sortie du dîner durât plus longtemps et que tous les ateliers eussent la même heure, de cette façon la femme trouverait le temps de réchauffer ses aliments, ce qui lui éviterait de préparer un deuxième repas pour son mari et ses enfants qui ne rentrent au domicile qu'une heure après. Il est des ateliers qui sonnent le dîner à onze heures, d'autres à midi et à une heure. C'est un préjudice très grand causé dans certaines familles sans profit pour personne. Les aliments froids, ingurgités vivement, sont lourds et indigestes et ne sont pas réparateurs pour l'homme lui-même ; à plus forte raison la femme enceinte souffrira-t-elle de cette manière de manger. La station debout pendant de longues heures, sans compter la course depuis la maison jusqu'à l'atelier, donnent un chiffre de 12 heures pendant lesquelles la femme, dans la position intéressante que l'on sait, se trouve être sur les jambes.

Voilà l'origine des varices, des phlébites et des métropéritonites puerpérales, sans compter le chiffre des avortements et des mort-nés.

Nous connaissons quelque peu le genre de travaux des ateliers de Lille, nous savons que la somme de travail qui incombe à la femme n'est ni bien lourd ni difficile, et que la femme est particulièrement apte à presque tous les genres de travaux exécutés dans notre ville. Il est bien entendu que nous ne parlons ici qu'à un point de vue restreint et particulier à la femme enceinte seulement, à qui nous voudrions qu'on délivrât du travail à domicile.

Les accidents *de fabrique*, pour parler le langage admis, deviennent de plus en plus rares, en raison des précautions prises contre les dangers des engrenages, des poulies, courroies et autres engins de rotation vertigineuse; cependant l'on en constate annuellement un certain nombre. Ces accidents, si la femme enceinte elle-même n'en est pas victime, quand ils se produisent devant elle, lui font éprouver une secousse souvent funeste pour l'enfant; il en est de même en cas d'incendie et autres événements imprévus.

Il résulte de cet exposé que les hémorhagies, les avortements, les accouchements prématurés et surtout *la faiblesse congénitale* des nouveau-nés, n'ont pas d'autres causes que le séjour de la femme enceinte dans les ateliers et fabriques.

Sur le tombeau d'une Romaine on inscrivit cette épitaphe :

Elle resta chez elle et fila la laine!

A Lille on pourrait bien dire :

Elle fila le lin et son enfant mourut. Comment pourrait-il en être autrement? La mère, toujours debout la première, lessive, blanchit, repasse, raccommode, coud, sert ses enfants, son mari; s'il y a un malade, le soigne, se prive du nécessaire pour tout payer, puis après ces travaux accomplis, elle travaille encore à l'atelier, sans relâche, et mange quand elle a le temps, après les autres

Quel est l'être le plus robuste qui résisterait longtemps à ces travaux forcés.

La femme enceinte résiste. Il y a des grâces d'état, mais son enfant est un petit misérable, un fruit chétif qui ne vivra pas un mois et ira grossir le nombre de ceux qui meurent de la série des maladies qui s'abattent sur le premier âge. La femme enceinte résiste, disons-nous, mais au troisième enfant elle est surmenée, et si l'enfant survit, c'est qu'elle le nourrit, et dans quelles conditions ! L'on peut citer bon nombre de ces infatigables qui ont travaillé jusqu'à la dernière heure et qui n'ont quitté l'atelier qu'aux atteintes des premières douleurs, elles mettent leur enfant au monde et prennent huit ou dix jours pour se reposer, puis rentrent de nouveau en fabrique. Avant leur départ du matin, elles donnent le sein à l'enfant pendant qu'elles mangent, elles sortent au déjeuner de neuf heures pour, vivement encore et en courant, l'allaiter, puis à l'heure du midi elles font de même. La journée se termine à sept ou à huit heures, on pourrait croire alors qu'elles se reposent. Non, les travaux du ménage sont là, impérieux et pressants, puis la nuit vient ; elles dorment au moins ! Erreur, l'enfant pend à la mamelle et enlève le repos si nécessaire.

Pour le remède à opposer, voir l'annexe « Règlement de la Caisse maternelle. »

Illégitimité.

Incipe, parve puer, risu cognoscere matrem.
(Virgile).

Tout s'enchaîne dans la vie. Si la tempérance, l'honnêteté et d'autres vertus morales arrivaient par leur pouvoir à contrebalancer la tendance à tous les plaisirs grossiers, le contre coup s'en ferait vivement ressentir non-seulement sur l'individu, la famille, mais sur la nation entière.

Si le niveau moral s'élevait, l'on verrait du même coup se relever le chiffre des naissances légitimes, s'abaisser celui des illégitimes, diminuer la mortalité et la race se fortifier.

L'augmentation des naissances, de la mortalité et de la mortinatalité des enfants illégitimes est un fait indéniable dans la ville de Lille; il en est du reste partout ainsi dans les grands centres.

Nous ne voulons pas ici discuter les causes de cette situation anormale ni accuser les raffinements d'une civilisation *trop* avancée, ni le malthusianisme (1), causes qui tendent à rejeter le fardeau des épaules de l'épouse légitime pour en charger celles d'une pauvre fille, nous ne voulons que montrer quelques résultats en laissant à d'autres le soin de creuser cette question.

L'accroissement continu de l'immigration vers la ville de Lille, la désertion des campagnes, l'abandon du travail champêtre, la promiscuité dans les grands ateliers, l'agglomération, autour de la ville, des fabriques de tout genre, sont autant de causes visibles, directes de rapprochements interlopes, par conséquent, de naissances illégitimes.

Il est évident que les adolescents recherchent de plus en plus le séjour de la grande ville où le travail a besoin de forces et d'aptitudes variées, et où les entraînements du luxe exigent une nombreuse domesticité.

« Tout *marchand* veut avoir des pages. » Combien de jeunes filles, qui seraient bonnes fermières à la campagne, viennent grossir annuellement le nombre déjà grand de filles en service! Combien d'ouvrières délaissent les travaux agricoles, une maison saine, un jardin productif, un entourage moralisateur, pour venir s'entasser dans les

(1) Nous n'accusons pas Malthus d'avoir introduit la théorie que l'on sait. Ce sont ses disciples qui, comme toujours, ont travesti en les exagérant les idées du maître; mais le nom est resté.

chambres à bon marché des ruelles et cités, et travailler en manufacture.

Au bout de quelques années de séjour, la grande majorité fournit un appoint considérable aux naissances illégitimes; une minorité infime, prévoyante, ose affronter le mariage légal quand elle a pu acquérir, par l'épargne, de quoi se mettre en ménage, et quand elle a pu fixer l'homme de son choix.

Nous déplorons cette centralisation excessive; car l'abandon du toit paternel, le mauvais exemple, la séduction et les plaisirs faciles mènent à la maternité les filles qui, chez elles, eussent fait d'excellentes mères de famille, de fécondes ménagères, nous préparant une race vigougoureuse et bien trempée.

Les jeunes gens, dont l'éducation, l'instruction et la fortune laissent peu à désirer, ne se piquent pas d'un puritanisme sévère, ni d'un point d'honneur en rapport avec la vraie morale. Ils sont bien plus coupables que ces filles qui se laissent entraîner par l'appât d'un luxe éphémère qu'on a fait miroiter devant elles (1). Beaucoup d'entre elles, inexpérimentées et agrémentées d'une figure correcte, quittent une situation modeste pour se lancer dans la voie qui permet au fougueux adolescent comme au plus calme vieillard de les suivre à.... Corinthe.

Il résulte de ces rencontres rendues plus prolifiques encore par les mets excitants et les vins généreux des produits qui, s'ils ne sont point étouffés dans l'œuf, iront grossir le martyrologe des petits affamés placés au loin.

Voyons les conséquences du vice :

Sur 100 enfants illégitimes, il en survit, à l'âge de 21 ans, époque du tirage au sort, 24 seulement; 76 sont morts. Comparons avec les légitimes : sur 100 légitimes, il en survit, à 21 ans, 64; il en est mort 36.

(1) Ce n'est jamais par les femmes que commence le désordre des sociétés. — THOMAS

A qui incombe alors la tâche de défendre le pays à un moment donné? aux légitimes. Ce n'est pas tout; le nombre des enfants naturels impropres au service militaire est sensiblement plus élevé que celui des enfants nés en mariage. C'est peut-être là le châtiment ou, comme dirait Azaïs, « un système de compensation ». Le fils légitime vivant paie la dette du mort illégitime.

Le légitime vigoureux sert la patrie pour le fils naturel exempt et malingre : le premier meurt sur le champ de bataille, le second reste pour perpétuer la race en procréant des rachitiques comme lui.

Nons ne pouvons omettre de signaler ici, à propos de l'illégitimité, les efforts généreux faits par une société qui, nous le croyons, est locale pour l'arrondissement de Lille, avec des similaires à Roubaix, Tourcoing et Armentières. Nous voulons parler de la société de Saint-Régis que nous connaissions de réputatiou simplement pour lui avoir envoyé quelques ménages désirant régulariser leur position dans le but d'améliorer le sort de l'enfant qui, tout le premier souffre souvent matériellement et moralement d'une situation équivoque. Afin d'avoir des données plus exactes sur les opérations de la Société, nous nous sommes adressés à son président (1), qui nous a pleinement satisfaits; nous lui laissons la parole :

« La Société, fondée en 1839, s'est donnée pour » mission d'affranchir les indigents des embarras et des » frais qu'entraîne l'accomplissement des formalités inhé» rentes au mariage civil, en leur procurant gratuitement » tous les papiers nécessaires.

» Sont indigentes pour la société de Saint-Régis, toutes » les personnes qui répondent aux conditions posées par » loi du 10 décembre 1850.

(1) M. Henri BERNARD.

» La Société s'acquitte officieusement d'un service qui » est imposé par ladite loi, aux maires et aux parquets. » Elle ne fait pas de démarches pour rechercher ceux qui » peuvent avoir besoin de son assistance, mais elle les » accueille sans distinction de religion. Son secrétariat » est ouvert rue des Urbanistes, 15, tous les dimanches » de l'année, de onze heures et demie jusqu'à deux » heures. Les séances se prolongent parfois jusqu'à trois » et quatre heures.

» Tout le service est fait pour l'*amour de Dieu et du* » *prochain*; aucun employé n'est rétribué.

» Elle a inscrit, depuis 40 ans, 26,000 couples et » réalisé près de 20,000 mariages. Tous les mariages » ne s'accomplissent pas; les causes qui les font manquer » sont : le refus des parents, les exigences de la loi » militaire, l'inconstance, le manque d'ouvrage, le chan- » gement de résidence, la maladie et quelquefois la mort.

» La Société étend son action à tout l'arrondissement, » mais la plus grande partie de sa clientèle (les trois quarts » environ) appartient à Lille.

» Sur la totalité des mariages accomplis dans la ville, » il y en a une proportion de plus des deux cinquièmes » qui se font avec l'assistance de l'Œuvre. Parmi les » personnes qu'elle assiste, il y a 40 °/₀ de Français et les » 60 °/₀ de Belges. »

Ainsi cette Société a régularisé la position de 20,000 couples et nous pouvons ajouter de 50,000 enfants au moins. Ces chiffres sont un plaidoyer des plus éloquents en faveur de cette institution charitable et essentiellement d'initiative privée. Puisse cette société trouver des imitateurs dans tous les arrondissements français où il existe certes un noyau de théophilantropes pratiques qui ne se contentent pas seulement de *rêver* le bien et le progrès moral.

Une question qui touche de bien près à la mortalité des enfants illégitimes et qui est en ce moment à l'étude dans les hautes régions, c'est la question du rétablissement des tours. Nous ne voulons nullement prendre position dans ce débat, notre avis ne pourrait en aucune façon être de quelque utilité, ni faire pencher la balance soit en faveur de l'abandon clandestin, soit en faveur du statu quo.

Ce n'est pas à la suite de grands tournois oratoires qu'on pourra décider, ex abrupto, si les tours devront être rétablis. Cette question exige des études approfondies, des enquêtes contradictoires et des comparaisons statistiques sincères (1).

Jusqu'ici les partisans comme les adversaires donnent chacun de leur côté, tant et de si bonnes raisons, qu'il est fort difficile de trancher ce nœud gordien.

La question capitale du débat est toujours l'*enfant* et l'on doit se demander s'il vivra mieux ou mourra moins en rétablissant cet exutoire de l'immoralité publique. Les uns disent : Le fait de l'abandon de l'enfant illégitime ou adultérin trouvant un asile discret, où des soins ne lui manqueront pas, serait une prime offerte à la débauche ; et ils ajoutent que certains époux légitimes mais pauvres, dans un moment de détresse, pourraient bien profiter des tours. Puis ils alignent des chiffres pour prouver que, depuis 1640 jusqu'en 1807, la progression des enfants trouvés reçus à Port-Royal (actuellement Maternité de Paris) a été en augmentant. D'autres répliquent que les enfants confiés à ces hospices ne vivent pas, et que les

(1) Ce n'est qu'après avoir parcouru, étudié, compulsé les poètes grecs et latins ; Euripède, Sophocle, Térence... ; les législateurs Théodose, Titelive, Justinien... ; les pères et théologiens Clément d'Alexandrie, Justin, Tertullien... ; les philosophes De Gérando, Diderot, De Gouroff, etc... ; les ministres d'État, De Gasparin, De Montalivet et Dupin, De Lamartine, etc... ; les médecins Marc, Monfalcon, Villermé, Quetelet, John Beck, sans oublier les documents administratifs ; ce n'est qu'après ces études impartiales qu'on pourra se prononcer. La justice, la raison et le sentiment devront, dans ce grave débat, venir en aide au législateur et à l'homme de science.

envoyer aux enfants trouvés, c'est les considérer comme enfants perdus.

Les adversaires signalent que, dans les pays où les tours ont été essayés ou maintenus, la perpétration des avortements criminels ou des infanticides n'est pas devenue moins fréquente. La lutte ne date pas d'hier. Sans reculer jusqu'aux Grecs et aux Romains qui se sont occupés des enfants délaissés (Brephotrophium), nous transcrivons un arrêt de 1445 : « *Moult gens feroient moins de difficultés* » *de eux abandonner à pécher, quand ils verroient qu'ils* » *n'auroient point la charge première ni la sollicitude de* » *tels enfants.* »

Les partisans, de leur côté, disent que les tours sont un moyen de placer dans les hospices les enfants que la misère, les infirmités ou l'inconduite de leur mère, exposeraient à perdre la vie par l'abandon ou le crime, et qu'ils sont uniquement établis dans l'intérêt des enfants. — Que l'enfant adultérin est dans la pire des positions au point de regretter de n'être pas pupille de l'hospice quand il est arrivé à l'âge de raison. — Ou bien encore que la mère débauchée est un motif de honte et de douleur pour l'enfant qu'elle a conservé et élevé, et encore que cette mère dépravée n'a élevé son enfant que pour le vice et pour en profiter, si c'est une fille, en la prostituant dès sa nubilité ; enfin que les tours évitent bien des suicides. Toutes ces raisons et tous ces arguments de part et d'autre, sont très topiques et méritent qu'on ne se hâte point et qu'on intervienne qu'après mûres réflexions.

La loi naturelle, fondement de tous les lois, veut que la mère allaite, nourrisse, élève son enfant. Il y a des lois d'exception créées par les hommes pour les besoins sociaux, elles doivent être restreintes comme toutes les exceptions.

Les besoins sociaux sont fondés sur l'exacte observation des préceptes de l'humanité, de la morale et de l'économie sociale.

On ne peut donc soustraire la femme à l'obligation de nourrir son enfant que dans le cercle tracé par les préceptes humanitaires, mais aussi ces préceptes veulent, *exigent qu'elle ait la possibilité d'accomplir cette obligation.*

Condamner à une vie ignominieuse un enfant, c'est blesser l'humanité ; exciter la femme à se débarasser facilement du fruit de ses débauches, c'est blesser la morale; confier à la charité, aux dépens des deniers publics la charge qui leur incombe, c'est léser l'économie en faisant payer aux honnêtes gens le prix de l'immoralité.

Il s'agit donc de chercher un moyen qni réprime les abus, tout en conciliant les besoins sociaux, la morale et l'économie publique, et qui améliore la vie matérielle et morale de la femme.

Tout n'est pas dit quand on a légiféré, une loi ne prouve souvent que l'étendue du mal, mais donne rarement les moyens de guérison.

Une fille-mère vivant de son travail, quel problême et quoi de plus douloureux !

Les esprits étroits et les moralistes à courte vue n'ont pour elle que le mépris et l'injure; c'est en l'aidant, en la ramenant dans la bonne voie, qu'on fera vivre son enfant.

On doit aller à la recherche des misères comme on va sur un champ de carnage, après la bataille, rechercher les blessés dans les buissons, les soulager, sachant même que les blessures sont mortelles. Alléger les charges des petits, rendre le travail de plus en plus productif au fur et à mesure des besoins et des misères grandissants, mettre le travail à portée de la fille-mère, car, si celle-ci ne mérite que peu de pitié, son enfant exige qu'on en ait beaucoup pour lui.

Ne pas craindre d'aller loin, de frapper haut pour atteindre le mal dans sa source en protégeant légalement la fille contre l'abandon et la séduction.

Les témoins n'osent regarder ces problêmes en face. Les

grandes solutions ne peuvent être élaborées par des esprits imbus de routine et de préjugés byzantins. La science ne connaît pas ces faiblesses; elle arrive toujours à faire luire la vérité, la justice, et provoque leur avènement infaillible malgré toutes les résistances.

IVROGNERIE.

Tout événement, naissance, mariage, mort, est un prétexte pour l'ouvrier de boire et s'enivrer. Ne pouvant goûter les plaisirs délicats; il se livre avec entraînement à des plaisirs bruyants et souvent grossiers. Enfermé toute la semaine dans un sombre atelier, l'on pourrait croire qu'il recherchera l'air pur, la promenade, l'exercice salutaires; non, le tiers de l'année environ se passe en libations dans les cabarets empestés qui pullulent dans notre ville. L'ivrognerie est l'origine de tous les maux qui s'abattent sur la classe ouvrière, et indistinctement, tout rejaillit sur l'enfance qui souffre et meurt de l'incurie et de l'inconduite des parents.

Le romain dégénéré ne demandait plus que du pain et le théâtre, l'ouvrier, de nos jours, ne pouvant s'offrir les spectacles, ne demande que du pain et l'alcool; c'est loin d'être un progrès. L'homme est fait pour vivre en société, il a surtout besoin de vivre en famille; malheureusement, c'est ce que méconnaît la majorité des artisans.

L'ouvrier jeune, vigoureux, possédant l'instruction la plus élémentaire, connaissant un état, peut, avec de la méthode et de l'ordre dans son intérieur, faire face à tous ses besoins; il peut éviter, par la sobriété, les maladies, pour lui-même d'abord, procréer des enfants sains, non conçus sous l'influence de l'ivresse, apporter le bien-être dans son ménage, éviter même à sa femme le travail de fabrique, funeste pendant la grossesse et la lactation. Sous l'œil vigilant de la mère, dans un intérieur modeste, doux et prospère, l'enfant viendra; il fera la joie du foyer, il ne sera point sujet à contracter une foule de maux qui sont l'apanage de la misère, résultat de l'ivrognerie.

Quand l'homme est sobre, le sein de la femme n'est jamais tari, et le bien-être est le corollaire naturel de la tempérance.

L'ivrognerie habituelle du mari amène souvent le plus complet désarroi dans la communauté; la femme, exténuée de travail pour subvenir à toutes les dépenses, se relâche insensiblement de toute surveillance, les enfants mal soignés souffrent. La mère, découragée à la fin, ne lutte plus, les dettes l'assaillissent, il faut déguerpir d'un logement propre et aéré pour tomber plus bas, dans quelque rue infecte et dans une chambre plus malsaine encore. Le père rentre ivre, rien n'est préparé aux heures des repas et pour cause; le mobilier, les hardes, tout est engagé; les reproches mutuels sont incessants; les coups portés de part et d'autre provoquent la haine et les représailles, font pleurer les enfants : voilà la scène du samedi soir au mardi matin.

Au bout de peu de temps, la femme, malheureuse à l'excès, rêve à ce bonheur du mari qui oublie dans l'ébriété. Il lui semble qu'il n'a pas de chagrin et que la boisson fasse oublier la misère; cela l'attire, elle goûte, recommence, et finalement va sournoisement faire sa provision au cabaret, elle a honte au début; mais bientôt elle n'a plus de frein, elle boit, vomit, s'endort; les enfants sout négligés, ils grouillent dans la vermine.

Quelque voisine honnête et bonne survient, fait de la tisane pour la *malade* qui prétend avoir une série de maladies et soigne quelque peu les enfants, mais bientôt toute surveillance de ce côté là cesse et la femme tombe plus bas que l'homme. Elle va mendier aux portes, implore aux guichets de l'assistance publique, trouve des accents qui émeuvent avec ses enfants en haillons et son teint blême, on l'inscrit à la fin sur les registres et elle vole ainsi la part des réelles misères.

Le poison est insinué dans le sang de l'enfant ; l'exemple aussi porte ses fruits et si cet enfant, graine tombée dans ce sol aride, malgré tout a pu résister, il boira comme ses parents.

S'il a faim le jour et froid la nuit, il se console à son tour avec l'abrutissante boisson.

Celui qui a conscience de la dignité humaine et qui se respecte ne s'enivre pas.

Les anciens montraient à leurs enfants des esclaves ivres pour leur faire mépriser l'état abject de celui qui a bu.

Est-il rien de plus ignoble à voir qu'un ivrogne vomissant le long des murs, insultant les femmes, et chantant des chants lubriques ; pour tous il est un objet de dégoût, pour les enfants quel spectacle ! intuitivement ils sentent que c'est mal et jettent des pierres au soulard en l'injuriant.

Rentré chez lui, il trouve la famille en pleurs, sans feu et sans aliments, rien ne pourra l'émouvoir que la vue de la femme à laquelle il songera pour se livrer à des actes de bestialité d'où résultera un idiot ou un épileptique.

L'ivrogne, malade, ne guérit que lentement ; blessé, ses plaies donnent lieu au tétanos, à la gangrène, à la pourriture; sa passion produit des maladies chroniques du foie, de l'estomac et du cerveau le plus souvent incurables, elle le conduit en outre sûrement à la misère, aux souffrances et quelquefois au crime.

Il ne suffit pas de démontrer au buveur qu'il est une non valeur, une brute, qui ne peut imposer ni ses volontés, ni faire valoir ses droits de citoyen et de père ; il ne suffit pas de lui infliger une amende ridicule et la prison pour vingt-quatre heures ; le législateur devrait le punir bien plus sévèrement, en raison du mal que cet homme cause à sa famille.

Dracon punissait de mort l'ivresse publique ; Pittacus doublait toute peine chez les ivrognes délictueux ; Lycurgue fit arracher les vignes à Lacedemone, et François 1er enfermait au pain et à l'eau, fustigeait et essorillait les ivrognes.

L'alcoolisme fait de constants progrès dans toutes les classe de la société, ce ne sont point les ouvriers seuls qui consomment 980.000 hectolitres d'alcool par an en France. Le ramolissement cérébral, la folie, la délirium tremens, les suicides vont en augmentant d'année en année.

Un aperçu statistique des causes déterminantes de la folie dans notre région prouve que l'alcool y est représenté pour une large part.

En 1878 on a admis à l'asile d'aliénés d'Armentières 166 sujets atteints de folie dont la cause a pu être établie par le médecin traitant, le Dr Bouteille, Directeur.

Abus alcooliques	13
Chagrin	12
Maladies diverses	8
Congestion cérébrale	5
Epilepsie	5
Ramollissement cérébral	3
Débauche	3
Causes inconnues, sans renseignements	69
Jalousie	4
Etc., etc.	

Les plus célèbres aliénistes ont démontré que l'ivrognerie occupe toujours une place prépondérante parmi les causes de folie : sur 1500 fous, Esquirol trouva 9 pour 100 d'ivrognes ; sur 1000 observés par Morel il y en avait 20 pour 100. D'après la statistique de Thomeuf, de Bouteville et de Parchappe il y avait 28 cas pour 100 imputables à la boisson.

Il importe donc de combattre l'ivrognerie par tous les moyens, tant pour l'homme lui-même que pour sa famille et surtout *pour les jeunes enfants qui en sont les premières victimes*.

L'ouvrier a peu de distractions saines, les théâtres sont trop chers, les concerts quelque populaires qu'ils soient, sont envahis par la bourgeoisie, les fêtes publiques aboutissent toujours au cabaret.

Cependant en poussant l'homme dans une voie nouvelle, on pourrait distraire honnêtement la classe ouvrière sans cet accompagnement obligé de la boisson. On lui rendrait un réel service ainsi qu'à la société toute entière.

En Angleterre et en Amérique on a créé les sociétés de tempérance, vastes salles où l'on se divertit en prenant du thé et des gâteaux, où l'on joue à des jeux divers qui développent le corps, où l'on représente des saynettes, où l'on fait de la musique, où l'on lit tous les journaux, revues, etc.

A Lille, tout se fait au cabaret, réunions politiques, meetings, ventes, achats, concerts, musiques, chants, réunions de sociétés de toutes sortes, jusqu'aux naissances, mariages et morts qu'on arrose de bière et de genièvre, quel abrutissement!

Comment réagir contre ce courant?

Nous pensons qu'on pourrait bien organiser dans les quartiers populeux, sur les places publiques, dans les squares, des jeux de force et d'adresse, faire jouer les innombrables sociétés de musique de la ville à tour de rôle dans ces mêmes quartiers, monter de petits guignols pour les enfants, donner des représentations populaires dans une vaste salle ad hoc, où tout ouvrier pourrait trouver place à bon marché, tout cela ne serait ni difficile à exécuter, ni onéreux pour la ville, qui n'épargne pas les frais pour les monuments somptuaires; ce seraient autant d'heures, de soirées enlevées au cabaret les dimanches et fêtes.

Il faudrait surtout créer dans chaque quartier une bibliothèque populaire déposée au groupe scolaire, où le dimanche l'ouvrier pourrait trouver le livre de son choix, le lire, ou l'emporter pour en faire la lecture en famille.

Tout homme qui sait lire n'a pas toujours le moyen d'acheter un ouvrage, nous en connaissons beaucoup qui se passeraient volontiers du cabaret s'ils avaient un livre intéressant pour charmer leurs loisirs. Dans les grandes bibliothèques, comme celle de Lille, combien n'existe-t-il pas d'ouvrages en double, en triple ; histoire, morale, philosophie, science usuelle, voyages, traités spéciaux pour chaque corps de métier. Ne pourrait-on, au lieu de les empiler et les laisser se couvrir d'une vénérable poussière, distraire certains de ces ouvrages de cette vaste centralisation en les distribuant plus largement à tous? Un livre est fait pour être lu.

Les curieux, les savants, les gens d'étude connaissent la route de la bibliothèque, l'ouvrier n'ose s'y rendre et on n'osera lui prêter, tandis que s'il trouve dans son quartier, à l'école où son fils va, un livre qui l'intéresse, il ira l'y chercher, lira et se déshabituera de boire.

Le goût de la lecture depuis la création du journal à un sou, a fait de grands progrès, et il est fâcheux que le livre coûte encore si cher en France, tandis qu'en Belgique, en Hollande et en Angleterre, on peut se procurer une bonne histoire de ces pays pour le quart de la somme qu'il se vendrait ici.

Beaucoup d'ouvriers de la génération actuelle à Lille achètent un journal, qu'ils lisent en mangeant, et jusqu'aux ouvriers flamands reçoivent leur petite feuille quotidienne ou hebdomadaire, afin d'être au courant des nouvelles de la mère-patrie.

Tout en étant partisan du journal à prix minime que certains n'achètent que pour les feuilletons, car il y en a souvent trois, nous aimerions mieux voir l'ouvrier acquérir, pour la valeur annuelle de 20 fr., qu'il dépense sou par sou pour ce journal, acquérir, disons-nous, un bon ouvrage sérieux qui lui reste, qu'il pourra faira lire à ses enfants. C'est un commencement de bibliothèque. Un bon livre est un ami qui fait oublier la solitude et la longueur du temps.

Nous aimons le journal, avons-nous dit, mais à part la partie politique et officielle, le reste n'est souvent qu'un commérage inepte, une description verbeuse, prolixe, de tous les crimes; et des romans! et quels romans, grands Dieux! Un *pélion* d'absurdités sur un *ossa* de bêtise. Il ne se trouve donc pas un seul journaliste de bon sens qui veuille rompre avec la routine en cherchant à diriger plus sainement l'esprit public.

Pour notre compte et d'après l'opinion de gens sérieux, nous préférerions qu'on donnât en feuilleton, soit le code(1) ou l'histoire moderne plutôt que toutes ces élucubrations insensées.

Une autre innovation utile, pratiquable et facile, serait la création de soirées littéraires ouvrières. Le premier ouvrier venu, ayant un local, une salle d'école à sa disposition le dimanche soir, y lirait haut, l'histoire ancienne, l'histoire de France, les grands voyages, les expéditions, les découvertes, etc.; il convoquerait ses pareils, ses camarades d'atelier; ne serait-ce pas plus digne que l'amusement négatif du cabaret?

On a fait une loi contre l'ivresse, à quoi a-t-elle abouti? Si l'on veut la désertion du cabaret, la prospérité de la famille, le relèvement moral et matériel de l'homme, la diminution de la mortalité, de la misère et de la maladie, il faut prendre des mesures sérieuses et non des arrêtés impuissants.

Celui qui travaille six jours durant, demande une distraction le septième jour, c'est justice. Créez-en, n'enfermez pas l'homme dans une courette, dans une chambre moins agréable à habiter qu'une cellule de prison, interdisez tout logement malsain, bâtissez des cités avec un lopin de terre cultivée, comme à Mulhouse, à Guise, etc., facilitez

(1) « Nul n'est censé ignorer la loi » et personne ne la connaît.

à toute famille un intérieur intelligent, agréable, qui repose de la fatigue, qui fasse aimer la vie et invite à de doux épanchements, à de salutaires pensées, là seulement est le bonheur futur, là est le salut.

5° LA LOI DE PROTECTION DES NOUVEAU-NÉS.

Il semble par ce qui précède que nous nous soyions éloigné de notre sujet, l'on comprendra facilement qu'en parcourant la longue route des causes de mort des petits enfants, elle offre bien des sentiers de traverse qu'il faut explorer afin de mettre au jour tout ce qui contribue directement et indirectement à cette mortalité. « Tout est dans tout » et nous avons tenu, autant que possible, à ne rien laisser dans l'ombre.

Maintenant nous passerons en revue la nouvelle législation concernant le premier âge, les comités locaux, officiels et libres et nous terminerons par quelques aperçus de statistique locale et générale.

La loi de protection, promulguée il y a quatre ans par le pouvoir et fonctionnant depuis peu, a eu pour effet d'éveiller l'attention de tous ceux qui font commerce de garder et placer les nouveau-nés. Les meneuses, les gardeuses, les bureaux de nourrice, les soigneuses, les sagefemmes et en général tous ceux qui vivaient de cette traite de nègres blancs se tiendront un peu plus sur leurs gardes. Un inspecteur peut tomber inopinément au milieu de leur tripot et constater un délit. Nous espérons que la loi, sévèrement observée et appliquée, aura pour effet de garantir un peu mieux les petits exilés. Si jusqu'à ce jour nous n'avons pas bien ressenti les effets de cette mesure, c'est parce que l'on ne peut apprécier les bienfaits d'une législation qu'après qu'elle a passé au crible de l'expérience, il lui faudra un lustre au moins, pour qu'on puisse se livrer à des études statistiques et comparatives. Nous avons eu la curiosité de voir par nous-même, à titre officieux, quelques villages aux environs et un quartier de la ville pour vérifier ce que la loi a pu produire d'utile.

Notre qualité est de celles qui n'ont besoin d'aucun prétexte pour entrer, observer et examiner tout en causant de choses qui intéressent la santé de la famille.

Questionnant tout d'abord quelques femmes afin d'avoir leur opinion sur les devoirs nouveaux qui leur sont imposés et des mesures comminatoires prises contre ceux qui les accompliraient mal (1), la plupart nous avouaient ne pas comprendre grand chose à toutes ces courses réitérées, à la mairie, au médecin, etc., pour avoir des carnets, des certificats que beaucoup ne savent lire (il y a 60,000 flamands dans la ville), et ce sont les flamandes qui font métier de gardeuses principalement.

D'autres nous disaient : « celles qui ont bon cœur, qui » ont élevé des enfants, qui les aiment, feront des » efforts pour se procurer du bon lait, soigneront de » leur mieux les enfants qui leur sont confiés; mais » celles qui n'ont pas ces qualités, qui prennent un en- » fant pour les 5 fr. par semaine qu'il leur procure, ne » le soigneront pas mieux, quels que soient les articles » de loi; on ne pourra les incriminer si le lait du marchand » ne vaut rien et si la mère leur ordonne de les bourrer de » panades. »

Nous avons constaté un progrès imputable aux articles 25 et 26 qui empêchent qu'une gardienne ne prenne plus d'un enfant et qu'une nourrice n'allaite son propre enfant et son nourrisson. Nous n'avons donc plus vu dans une même chambre trois ou quatre berceaux, ou plutôt trois ou

(1) Les gardeuses, etc., ont un carnet qui contient les articles de la loi, les articles du Code pénal, ainsi que le règlement d'administration : de plus, il renferme les conseils de l'Académie.

quatre enfants couchés côte à côte sur un même galetas malpropre; c'est un progrès réel.

On nous a fait des objections sérieuses à l'article 14, un fort bon article cependant, mais en pratique, il y a bien des difficultés. Ce paragraphe dit :

« Dès que le maire *apprend* qu'un enfant, placé en nour-
» rice ou en garde, est malade et manque de soins, il
» prévient le médecin inspecteur de la circonscription et
» si celui-ci est empêché, il requiert le médecin le moins
» éloigné. »

Prenons un exemple : un enfant est placé à un ou deux kilomètres de la mairie et de l'inspecteur, la mère nourrice constate qu'il est indisposé, elle est forcée d'aller à la mairie, à la recherche du bureau spécial, ce bureau envoie l'ordre à l'inspecteur qui, en faisant diligence, voit l'enfant 24 heures après. Les maladies d'enfants, souvent se déclarent brusquement, toutes ces pertes de temps sont nuisibles, la nourrice aurait plutôt des secours chez le médecin du quartier. La difficulté est plus grande encore dans les villages où l'inspecteur ne réside pas.

Pour tout ce qui est relatif à la salubrité, à la propreté, à l'assainissement prescrits par l'article 28; à la délivrance d'un bon lait, etc., la loi n'a pas modifié un état de choses si préjudiciable et qui durera longtemps encore.

Nous n'avons pas eu l'occasion dans nos tournées, inspirées par l'étude que le sujet comporte, de mesurer la valeur de l'inspection. L'article 10 dit que : « Le médecin
» inspecteur passera une fois par mois au moins à toute
» réquisition du maire. »

Nous pensons que ces tournées mensuelles faites par un médecin étranger au quartier, à la localité, n'auront pas tout l'effet désirable; ce n'est point après une visite que l'on pourra se rendre compte de la valeur des soins, du degré de garantie qu'offrent les nourrices, etc. L'inspection devrait être faite plus fréquemment, et par le médecin du quartier qui connaît son monde, c'est le seul moyen de la rendre efficace ; ce dernier seul pourra vérifier si les prescriptions légales sont observées avec toute la rigueur et la ponctualité nécessaires.

Les conclusions de l'Académie de médecine formulent ceci : « rendre sérieuse et plus efficace la surveillance médicale, » or donc, pour qu'il en soit ainsi, il faut qu'elle soit pour ainsi dire permanente par la présence inopinée et répétée du médecin dans son rayon de clientèle, nul en somme n'aura plus de temps et plus d'autorité.

Nous savons depuis longtemps déjà, que dans la classe ouvrière honnête l'on tient par orgueil et par amour propre à pouvoir exhiber un bel enfant, *bien venant*, aussi la première chose que l'on fait quand on demande des nouvelles du marmot c'est de le retrousser et de vous montrer un fessier dur comme du marbre, blanc et rouge comme de la crême de roses! Est-ce de l'amour maternel, est-ce de l'amour propre? Les deux certainement, quoiqu'il en soit, quand on constate cette pointe d'orgueil bien placé et si avec cela on découvre quelqu'autre sentiment de bonté, de compassion ou de douceur, l'enfant est en bonnes mains. Nous savons aussi qu'il est des nourrices-gardiennes prenant en haine leur nourrisson, en raison des soucis qu'il leur donne, des pleurs qu'il verse nuit et jour et des langes qu'il salit. Elles le manient brusquement, lui ingurgitent l'aliment avec colère, le bercent rageusement et le laissent crier et croupir dans ses excréments, pendant qu'elles vont déverser leur bile chez la voisine. Celle-ci prise comme juge, se pavane d'importance, découvre dans sa haute sagesse que le mioche a besoin d'un petit clystère, d'un petit sirop *dormant*; qu'il a la fièvre, qu'il faut lui mettre de l'eau sédative et au front et aux poignets? et en manière de conclusion les deux *bonnes* femmes disent : « C'est un » enfant de fille ou de quelque famille pauvre surchargée ;

» Il vaudrait mieux qu'il mourût! ce serait un bon » débarras pour ces gens. » C'est l'arrêt de mort : plus de soins assidus, plus de propreté, point de secours médical, point de protection sérieuse. L'inspecteur ne passe qu'une fois par mois, quant au médecin du quartier, cela ne le regarde pas plus que le médecin des indigents, quoiqu'on ne se gêne nullement pour les requérir au besoin.

Ces hommes réellement dévoués et si peu rétribués ne refusent leurs soins à personne, aux pauvres et aux enfants moins qu'à tout autre, mais le plus souvent, ils ne sont appelés qu'après que la série des remèdes empiriques est épuisée.

Mais, objectera-t-on, la mère de l'enfant peut veiller. Oui, si elle est proche, mais le plus souvent elle est éloignée, et c'est à peine si, le dimanche, elle peut visiter son petit et ordonner une visite médicale. D'un autre côté, si cette pauvre femme est en retard pour payer la pension, l'enfant lui-même paie en douleurs la somme qu'elle n'a pu fournir. Espérons que la loi qui a prévu toutes ces misères extirpera ces abus, mais malheureusement ni la menace, ni la punition n'arrêtent les humains dans l'essor de leurs passions et de leurs vices.

Un des plus grands bienfaits de la loi c'est d'avoir institué par un règlement administratif *une commission locale* pour surveiller les enfants au-dessous de deux ans placés, moyennant salaire, chez les étrangers.

Ces commissions sont présidées par le maire, les délégués des divers cultes et des mères de famille.

Le médecin inspecteur en fait partie, on lui adjoint des visiteurs rétribués qui, comme le médecin, ont voix consultative.

Ces commissions tiennent note de leurs décisions, inscrivent les noms et adresses des nourrices, sévreuses, gardeuses, ainsi que les noms des enfants qui leur sont confiés. Ces mesures permettront aux sociétés protec trices, aux statisticiens, aux médecins de savoir le nombre des enfants placés dans chaque département, d'établir un parallèle entre les diverses méthodes d'alimentation et de dresser des tableaux très fidèles de statistique, car le médecin inspecteur visitera mensuellement le livre des délibérations, y inscrira les décès ainsi que les causes de mort.

On a objecté que les sociétés protectrices libres deviendraient sans utilité à côté de la loi et de la commission locale ; la preuve du contraire est faite actuellement, ces sociétés libres n'administrent pas, ne contrôlent rien ; elles ne font qu'aider, encourager. La loi ne peut forcer personne d'allaiter; à la société libre, protectrice, incombe le devoir de préconiser l'allaitement et de chercher par tous les moyens dont elle dispose à propager l'alimentation normale du nouveau né.

Ces sociétés fonctionnent à côté des comités officiels, tout comme la charité privée et individuelle s'exerce à côté de la charité officielle des bureaux de bienfaisance, et il n'est pas besoin de phrases pour prouver que la charité spontanée et privée est infiniment supérieure à la charité administrative.

L'académie de médecine formule un désidératum que tous les amis de l'enfance approuvent, c'est d'encourager la création et la diffusion des sociétés protectrices de l'enfance, des sociétés de charité maternelle, etc. A Lille, il n'existe pas de société protectrice proprement dite, la société de charité maternelle en tient lieu; toutefois son action quelque restreinte qu'elle soit fait un bien considérable auprès des mères pauvres, à qui elle délivre une layette complète, les frais de sage-femme évalués à 6 francs et un subside de 4 francs par mois pendant 3 mois. Cette société se compose de 350 dames qui paient une cotisation de 25 francs par an, soit 8,800 francs. La ville alloue 6,000 francs, le département 2,000 et l'État 2,200 en tout 20 mille francs environ de fixe. Les sociétaires organisent tous les ans des bazars, des loteries et des quêtes produisant encore quelques mille francs, elles ont secouru en 1878, 1,363 femmes, soit le tiers environ des accouchées de la ville de Lille. Ceci dénote que la misère est grande dans notre industrieuse ville.

Si la société recrutait encore une centaine d'adhérents à titre de membres correspondants à cotisation libre, elle pourrait étendre ses bienfaits; elle imposerait par exemple à ses correspondants la tâche d'aller visiter mensuellement les enfants et de rendre compte à la direction de ce qu'ils auraient observé.

Ce serait véritablement alors une société protectrice de l'enfance. Combien de mères de famille, combien de jeunes filles à Lille qui ignorent encore à l'heure actuelle, qu'il existe une société maternelle et dans ce nombre combien n'y en a-t-il pas qui perdent leur temps en frivoles occupations, en visites, en fêtes, comme si la vie oisive et peu intelligente était le seul but de l'existence. Si nous pouvons distraire une heure de notre labeur quotidien, doit-on l'employer seulement au plaisir; nous avons tous une mission à remplir, chacun dans sa sphère; quelque resserrée ou quelque étendue qu'elle soit. Plus nos moyens d'action sont puissants, plus nous nous devons à tous, car la fortune n'est point le fait d'un hasard aveugle et ne nous est point octroyée pour notre satisfaction personnelle; malheur à ceux qui ne comprennent pas cela. Si vous vous couvrez de bijoux, de dentelles, si vous avez vos enfants couchés dans la soie et la batiste, si vous avez des berceaux en bois précieux et capitonnés de brocart, songez qu'il est des enfants misérables qui ont droit au nécessaire et à qui tout manque : le sein de la mère, le lait pur, l'air salubre !

Vos enfants meurent parfois d'excès de soins ou bien de ces maladies brutales qui n'ont égard ni au rang, ni à la fortune; ils meurent sans qu'on puisse en trouver la cause; nous sommes tentés de nous écrier alors en philosophe et en observateur : « C'est justice. » Les lois de la nature ont été ainsi préétablies par CELUI qui les a formulées. Vous négligez les enfants des pauvres et vous voudriez que les vôtres vécussent parceque tous les biens sont accumulés sur vos têtes !

Prenez garde!.... Ces lois mystérieuses qui président aux destinées des mondes n'ont pas vainement édicté la *Fraternité*, elles ont pu rendre les âmes solidaires, et tel qui meurt pauvre, oublié, misérable pourrait bien entraîner dans l'infini une autre existence placée au summum de l'échelle sociale.

Si l'on s'aimait les uns les autres comme le précepte le veut, comme la morale l'exige, si la fraternité n'était pas un mot ridiculisé, nous n'aurions pas tant d'épreuves à subir, pas tant de maux physiques à supporter :

Point de paroles, des actes.

Si chacun visitait un enfant pauvre, encourageait la mère ou la gardienne lui enseignant les principes salutaires, l'enfant vivrait.

Et si l'on pouvait conduire ainsi ce petit misérable sans encombre jusqu'à l'âge où il peut se passer de langes et maillots, il serait bientôt sauvé et quand vous verriez ce petit être rose et souriant, vous tendre les bras, vous confondant dans son amour avec sa vraie mère, n'éprouveriez-vous point une souveraine satisfaction d'avoir sauvé ce condamné, n'auriez-vous point fait acte méritoire en rendant la santé à un enfant chétif ? Vous seriez doublement mère car vous auriez créé un enfant de votre sang et un autre par votre charité ! Rêves généreux, utopies, diront quelques sceptiques, Erreur ! cela existe, nous voyons fonctionner ces visiteurs, ces dames patronesses, ces membres correspondants, hommes ou femmes, et ce sont ceux-là précisément qui ont forcé le pouvoir à s'occuper du sort des nouveaux nés.

Paris, Lyon, Marseille, le Havre, Pontoise, Rouen, Rennes, Tours, Alger ont montré l'exemple. Ces sociétés diverses ont mis au concours beaucoup de questions concernant les branches de pueri-culture; de nombreux écrits ont été couronnés par les comités, des primes ont été délivrées aux nourrices méritantes, une quantité énorme d'enfants a été sauvée par cette initiative individuelle et quand on consulte les journaux spéciaux et la statistique, on reste convaincu de l'utilité de leur action et de la diminution de la mortalité partout où cette action s'exerce.

Compter sur les lois, sur l'intervention de l'État, est assurément fort bien; mais il ne s'agit pas de s'endormir dans une douce quiétude en laissant toujours à la loi le soin de redresser les torts et au gouvernement la tâche de tout faire, de tout prévoir, de tout administrer.

Si Gall vivait encore il trouverait sûrement sur le crâne des français actuels, la bosse de l'administrativité. Le *fonctionnarisme* nous déborde, sortons un peu de ses lisières, montrons que nous savons nous gouverner, nous entr'aider. Avons-nous besoin des gouvernants, pour prouver que la société aurait fait un grand pas vers la perfection morale en facilitant à toutes les mères l'allaitement, l'élevage et même l'instruction de ses enfants au foyer familial?

« Un ange vit un jour les hommes dans la nuit;
» Il leur cria du haut de la sereine sphère :
» Attendez.... je vous vais chercher de la lumière,
» Il revint, apportant dans sa main la Pitié (1). »

Nous croyons l'illustre poète; la pitié a été déposée dans nos cœurs, mais beaucoup n'en ressentent pas les vivifiants bienfaits.

(1) V. Hugo. *Pitié suprême.*

ANNEXES.

PROJET DE RÈGLEMENT D'UNE CAISSE MATERNELLE.

Article premier.

Une Société de secours maternels est établie dans l'arrondissement, la ville ou l'établissement de...... ; elle a pour but de payer une indemnité à la mère qui nourrit son enfant au sein à domicile.

Article 2.

La Société est constituée par des membres participants et des membres d'honneur.

Article 3.

Les participants jouissent des avantages de l'Association et paient une cotisation mensuelle de......

Les membres d'honneur contribuent, par leurs dons et souscriptions, à la prospérité de la Société; ils paient une cotisation annuelle de......

Article 4.

Sont admis comme participants les filles et les femmes de 15 à 50 ans, le droit d'entrée est de.....

Article 5.

La Société est administrée par un président, 2 vices-présidents, 1 secrétaire, 1 trésorier et des administrateurs nommés en assemblée générale. Leurs fonctions sont gratuites.

Article 6.

Les présidents et vices-présidents veillent à l'exécution du réglement, etc. Les administrateurs visitent les mères assistées et font les rapports nécessaires.

Article 7.

La Société s'adjoint un ou plusieurs médecins qui font partie de la Commission; ils reçoivent des honoraires à déterminer.

Article 8.

Le médecin visite les enfants malades, surveille l'exécution des prescriptions; dans le cas de non observance ou de négligence des prescriptions et ordonnances du médecin, celui-ci en informe la Commission qui statue et retire tout ou partie de l'allocation pendant un temps déterminé.

Article 9.

Les participants se recrutent principalement parmi la classe pauvre et ouvrière travaillant dans les manufactures, fabriques, etc. La Commission juge des admissions après enquête.

Article 10.

Seraient exclus les participants qui ne se soumettraient pas une fois l'allocation accordée, à la condition stipulée de nourrir chez eux leur enfant au sein ou qui accepteraient du travail hors du domicile.

Article 11.

Serait exclu le participant qui négligerait de payer la cotisation pendant trois mois; celle-ci est due pendant le cours de l'indemnité. Tout exclu perd les sommes versées.

Article 12.

L'allocation est retirée : 1° A toute mère-nourrice qui donne le biberon sans autorisation médicale écrite;

2° A celle qui travaille dehors;

3° A celle qui place son enfant en garde.

Article 13.

La mère nourrissant au sein chez elle et qui a du travail à domicile ne peut accepter d'autre nourrisson à moins que l'enfant étranger n'ait plus de deux ans ; le Bureau juge s'il y a lieu de réduire l'allocation.

Article 14

Les familles dans une position précaire, ayant plusieurs enfants en bas-âge dont un nourrisson au sein, pourront recevoir une indemnité supérieure à l'ordinaire, de même s'il y a des jumeaux.

Article 15.

En cas de décès de la mère avec survivance de l'enfant, la Commission place l'enfant en nourrice ; à défaut de celle-ci, en garde laquelle alimentera l'enfant au lait pur que la Société lui procure.

Article 16.

En cas de décès de l enfant, l'allocation cesse dans la huitaine du décès et cesse de même quand l'enfant aura atteint l'âge de dix mois à un an selon l'avis du Bureau.

Article 17.

Les demandes d'admission doivent se faire dans les trois mois qui précèdent l'accouchement; un membre de la Commission, prévenu de la naissance de l'enfant, délivre à la mère une carte personnelle donnant droit à l'indemnité qui lui est attribuée.

Article 18.

Les cas non prévus sont réglés par le Comité et ses décisions sont sans appel.

VILLE DE LILLE.

DÉCÈS.

ENFANTS DE MOINS D'UN AN MORTS DE	En 1876	En 1877	En 1878
Variole	**102**	**76**	**4**
Rougeole	6	90	29
Erysipèle	3	2	»
Méningite	**150**	**154**	**135**
Angine couenneuse	1	1	1
Croup	6	5	1
Bronchite	**184**	**142**	**151**
Coqueluche	57	11	35
Pneumonie	13	15	13
Phthisie	5	9	2
Diarrhée entero-colite	**589**	**440**	**441**
Cholérine	94	13	17
Carreau	2	4	5
Faiblesse de constitution des nouveau-nés	**290**	**316**	**315**
Scarlatine	»	2	»
Affections diverses	29	12	15
Chirurgie	1	4	1
Homicides	2	1	2
	1534	1297	1167
Morts-nés	**419**	**444**	**466**

Cette statistique, dressée par le Dr Castiaux, n'est et ne peut être qu'approximative quant aux chiffres. Il faudrait pouvoir y ajouter les nouveau-nés, placés au dehors et qui meurent dans les villages aux environs de la ville.

TRIBUNAL CORRECTIONNEL DE LILLE.

CONDAMNATIONS POUR TROMPERIE SUR LA NATURE ET LA QUALITÉ DU PRODUIT.

Ces condamnations ont principalement atteint les marchands de lait, nous disons principalement, car la tromperie s'étend, en langage judiciaire, à toute falsification, sans désignation de l'objet falsifié.

Ce renseignement nous a été transmis verbalement par un juge, le répertoire n'étant pas explicite est seul à la disposition de ceux qui veulent faire des recherches.

Les dossiers ne sont jamais communiqués.

Année	1873	Condamnations	80
»	1874	id.	36
»	1875	id.	100
»	1875	Acquittement	1
»	1876	Condamnations	43
»	1876	Acquittement	1
»	1877	Condamnations	37

ANALYSE DU LAIT PUR.

VACHE.

Moyennes prises d'après quinze chimistes célèbres de différents pays :

Beurre	38	pour	1000
Caseum, albumine, sels insolubles...	48	»	»
Sucre de lait	46	»	»
Sels solubles	05	»	»
Eau	865	»	»

Les sels sont :

Le phosphate de calcium.
Le » de magnésie
Le » de fer.
Le » de soude.
Le chlorure de calcium.
Le lactate de soude.

Densité : 1032 et 1033 à 15 degrés.

ANALYSE DU LAIT DE FEMME.

Les femmes appartenant aux diverses classes de la société, habitaient indifféremment la ville et la campagne, et étaient d'âge et de constitution différents :

Beurre	39.79
Lactine (sucre)	71.10
Matières protéiques (caseum, etc.)	17.05
Sels	2.04
Eau	873.02
	1000 00

Communiqué à l'Association française pour l'avancement des sciences, par M. Marchand, de Fécamp.

STATISTIQUE GÉNÉRALE COMPARÉE.

France.

MORTALITÉ DES NOUVEAU-NÉS, DE UN JOUR A UN AN, A PARIS.

Sur 1,000 enfants, il en meurt par an :

300	d'entero-colite.
233	de maladies de poitrine
10	du croup.
12	de rougeole.
20	de variole.
83	de convulsions.
668	morts.

Il ne reste donc de vivant, au bout de l'an, qu'un chiffre de 342 enfants sur 1,000 naissances générales.

Pour toute la France, sur 1,000 naissances d'enfants illégitimes déclarés, il ne reste que 238 survivants garçons à l'époque du tirage au sort.

Il meurt donc 762 enfants, garçons illégitimes, avant d'avoir atteint leur vingtième année.

Quant aux légitimes survivants à vingt ans, le chiffre s'élève à 640, soit 360 garçons légitimes morts.

Sur un million de nouveau-nés en France, il en meurt 160 mille avant l'âge d'un an.

Sur mille filles, il en meurt 142 avant un an; sur le même nombre de garçons, il en meurt 172.

Les maladies du système nerveux en tuent 60 p. 100.
Celles de l'appareil thoracique .... 48 »
Celles de l'appareil abdominal .... 32 »

Sur un contingent de 325,000 hommes, il y a 216,000 valides et 109,000 non valides.

Réformés pour défaut de taille.......	18.106
Rachitisme.........................	30.524
Mutilés, variqneux, hernies........	15.988
Bossus, pieds-bots.................	9.100
Sourds, aveugles...................	6.934
Bègues, vices de la bouche..........	5.071
Syphilis, etc.......................	5.114
Maladies de la peau.................	2.529
Goître, scrofules...................	5.213
Epilepsie, crétinisme, folie.........	2.158
Anomalies, faiblesses et divers......	8.236

(*Archives du Ministère de la Guerre*).

TABLEAU DE LA MORTALITÉ EN EUROPE.

Il meurt avant l'âge d'un an, sur 100 naissances :

En Wurtemberg	36	enfants.
Bavière	34	»
Russie	31	»
Saxe	27	»
Autriche	26	»
Hongrie	24	»
Suisse	25	»
Italie	23	»
Prusse	19	»
France	18	»
Espagne	18	»
Hollande	18	»
Belgique	16	»
Angleterre	15	»
Suède	13	»
Danemarck	13	»
Ecosse	12	»
Norwège	10	»

(*In Kull.*)

NAISSANCES PAR RAPPORT A MILLE HABITANTS.

Il naît :

En Russie	50	enfants	sur 1000	habitants.
Hongrie	41	»	»	»
Saxe	40	»	»	»
Wurtemberg	38	»	»	»
Autriche	38	»	»	»
Prusse	38	»	»	»
Italie	38	»	»	»
Espagne	38	»	»	»
Hollande	35	»	»	»
Bavière	35	»	»	»
Ecosse	35	»	»	»

Angleterre.....	34	»	»	»
Suède..........	33	»	»	»
Belgique	32	»	»	»
Norwège	31	»	»	»
Danemarck.....	31	»	»	»
France	26	»	»	»

(*In Kuborn.*)

Autriche.

L'entero-colite infantile enlève 60 pour 100 enfants annuellement.

Les affections oculaires y sont très meurtrières. Elles tuent à raison de 30 p. °/₀.

Les morts-nés illégitimes arrivent *au double* du chiffre des légitimes.

Dans la Moravie, sur 1,000 naissances, il y a 700 illégitimes et la mortalité suit les mêmes proportions.

Bavière.

Il meurt 60 p. °/₀ enfants du premier âge.

Il y a 30 p. °/₀ naissances légitimes, soit 70 p. °/₀ *illégitimes*.

La loi exige une dot pour l'un des deux époux.

La vaccine est obligatoire.

Wurtemberg.

La variole, l'entero-colite et la fièvre enlèvent la plus forte proportion des enfants.

Ni soins médicaux ni lait maternel.

(*Extraits de Kuborn.*)

Angleterre.

Les maladies de poitrine et les affections du cerveau font mourir la majorité des nouveau-nés, l'entero-colite arrive en troisième ligne.

Les infanticides y sont communs et offrent un caractère particulier tenant à la législation.

Tout infanticide est condamné à mort, aussi les juges hésitent à poursuivre. On trouve des cadavres de nouveaux nés, avec leur placenta adhérent, dans les rues.

(*Letheby*).

Russie.

A St-Pétersbourg, il y a 25 p. °/₀ naissances illégitimes.

L'entero-colite, la dyssenterie enlèvent par an dans cette ville .... 2,700 enfants.

La pneumonie .... 1,600 »

Les affections du cerveau .... 1,400 »

Les illégitimes s'observent chez les Romains et les protestants.

Les mariages schismatiques, civils, sont considérés comme nuls.

Les mariages précoces, la grande fécondité, l'absence de toute hygiène et de soins médicaux expliquent cette énorme mortalité.

(*In Kull.*)

Italie.

Chez les pauvres la mortalité est excessive avant l'âge d'un an.

Le croup, la faiblesse congénitale, le sclérême, les convulsions, l'asphyxie font un grand nombre de victimes. La pellagre, dont on attribue les ravages à la farine de maïs que les petits enfants mangent en bouillie est une grande cause de mort.

La syphilis infantile y est commune et l'illégitimité fournit son contingent à la mort.

Sur 100 naissances, 11 enfants meurent dans le premier mois, 20 dans les six mois, 55 dans l'année.

Sur 877,000 naissances, il y a 45,000 enfants naturels dont 12,000 déclarés et 33,000 exposés.

Les morts-nés sont exclus de ce chiffre.

Notons qu'on y appelle mort-né tout enfant qui meurt avant la déclaration à l'état-civil

Dans l'hospice de Milan, sur 655 enfants décédés, il y a 380 illégitimes et 284 légitimes.

(*Rizetti*).

Belgique.

Les maladies qui tuent les nouveaux-nés le plus ordinairement, sont : l'entero-colite, la diarrhée, la broncho pneumonie ; les convulsions.

Sur 1,000 décès généraux en dix ans, il meurt :

D'entero-colite, diarrhée	46	enfants.
Croup, angines	44	»
Coqueluche	26	»
Rougeole....................	23	»
Scarlatine	16	»
Variole	37	»
Convulsions	67	»
Faiblesse-congénitale	29	»

(*Kuborn*.)

Il y a un mort-né sur 22 vivants.

Sur 173,978 naissances en 4874, on compte 12,096 illégitimes, soit 93 légitimes p. °/₀.

Sur 1,000 décès d'enfants au-dessous de un an, il y a 877 légitimes et 123 illégitimes.

(*Ministère de l'Intérieur*.)

Suède-Norwège.

Il meurt dans ce pays 15 p. °/₀ enfants, de la pneumonie, variole et rougeole.

L'idiotie y est commune; il y a un idiot pour 1,008 habitants.

L'illégitimité est faible. *La fille-mère doit déclarer le père de l'enfant et celui-ci, s'il est insolvable, doit travailler jusqu'à concurrence de gain suffisant à l'entretien de l'enfant.*

Il y a 33 condamnés en 2 ans pour suppression d'enfant et infanticide.

Toutes les mères allaitent jusqu'au-delà de l'âge d'un an, la mortalité infantile est donc très faible.

Danemarck.

Les affections du cerveau et l'hydrocéphalie fournissent le chiffre le plus élevé de la puéri-mortalité. L'illégitimité est presque le double du pays précédent, son voisin Suède-Norwège, — Autres lois, autres mœurs.

En prenant les quatre royaumes à peu près identiques : Belgique, Suède, Norwège et Danemarck, on trouve sur 1,000 enfants, nés vivants, qu'il en survit :

En Belgique	8.400
Danemarck	8.600
Suède	8.600
Norwège.......	8.900

Islande.

Dans la première quinzaine de la naissance, il ne reste vivants que 39 enfants sur 100.

Cette mortalité est attribuée au trismus dont l'origine est la phlebite du cordon ombilical.

La lèpre et le scorbut y sont fréquents ; par contre, la phthisie, la syphilis, la scrofule y sont inconnues.

Ce petit peuple mériterait un meilleur sort. *Il ne connaît pas la vérole*, cependant il semble destiné à disparaître, car les décès l'emportent toujours sur les naissances.

Pendant trois années successives les décès et les naissances s'équilibrent, et la quatrième année les naissances sont inférieures aux décès.

Tout est contre l'habitant.

Le sol, l'air, les eaux, joignent à ces causes de léthalité, la pire espèce d'habitation et l'alimentation la plus défectueuse.

A Reykiawik, capitale de 2,000 âmes, sur 58 enfants qui naissent, il en meurt 52 pendant cinq années consécutives.

(*H.' Jaltelin.*)

CONCLUSIONS.

Nous avons vu que les causes de mortalité sont nombreuses et variées, que les moyens d'y remédier ou de les atténuer doivent s'adresser à diverses séries étiologiques, et que le concours du grand nombre est indispensable, parce qu'il s'agit du bien général.

Les pouvoirs publics, les législateurs, les édiles, les médecins, les hygiénistes, les tribunaux, etc., aidés de l'initiative privée, doivent, chacun dans leurs attributions et leurs moyens d'action, contribuer au remède tant palliatif que curatif.

Il est évident qu'on ne peut tout empêcher, ni enrayer du premier jet. C'est par l'action continue, incessante, par la persuasion, par l'exemple qu'on arrive au résultat désirable ; réduire la mortalité infantile à des limites normales. A 5 p. % au lieu de 30 que nous offre le coefficient de la puéri-mortalité de la ville de Lille.

La mort prélève un produit fixe sur chaque groupe social, mais les moindres circonstances qui touchent aux conditions de la vie agissent sur la mortalité. Il importe donc de maintenir ce caput mortuum dans les bornes les plus restreintes et de réduire ce chiffre anormal, excessif : pour cela il faudrait,

1° Déployer une grande sévérité quant à l'exécution des mesures d'hygiène générale des grandes villes ;

2° Observer très strictement la loi de 1850 et 1854 en ce qui concerne les logements insalubres et délivrer ces comités des entraves suscitées par les conseils de préfecture incompétents dans la question ;

3° Inculquer à tous, dans l'école, à l'atelier, à la maison, par le livre et la parole, les préceptes d'hygiène élémentaire ;

4° Subventionner l'allaitement au sein soit en procurant du travail à domicile, soit en créant des associations de secours mutuels maternels.

5° Délivrer du lait pur pour l'allaitement artificiel. Punir la fraude plus sévèrement, instituer des bureaux de vérification ; indiquer la qualité du lait.

6° Fonder une ferme laiterie d'enfants, qui serait en même temps une maison de convalescence pour les malades et blessés des hôpitaux de Lille.

7° Protéger la fille-mère et son enfant et, si l'on institue des tours, la recherche de la paternité doit en être le corollaire et le correctif.

8° Faciliter les mariages en améliorant les conditions de la vie matérielle des femmes.

9° Aplanir les difficultés administratives pour l'admission des nouveau-nés dans les hospices, en attendant la solution de la question des tours.

10° Combattre l'ivrognerie par tous les moyens légaux et moraux. Distraire l'ouvrier en l'instruisant et en le moralisant.

11° Créer, étendre, populariser les sociétés protectrices et de charité maternelles.

12° Enfin faire comprendre à tous que le nouveau-né n'est qu'à moitié créé ; que le reste de la création s'accomplit à la mamelle. Répétons avec Senèque :

Nous nous sommes fait la vie courte ;
Nous ne l'avons pas reçue telle.

TABLE DES MATIÈRES.

LILLE. — IMPRIMERIE L. DANEL.